T0193846

essentials

essentials liefern aktuelles Wissen in konzentrierter Form. Die Essenz dessen, worauf es als „State-of-the-Art" in der gegenwärtigen Fachdiskussion oder in der Praxis ankommt. *essentials* informieren schnell, unkompliziert und verständlich

- als Einführung in ein aktuelles Thema aus Ihrem Fachgebiet
- als Einstieg in ein für Sie noch unbekanntes Themenfeld
- als Einblick, um zum Thema mitreden zu können

Die Bücher in elektronischer und gedruckter Form bringen das Expertenwissen von Springer-Fachautoren kompakt zur Darstellung. Sie sind besonders für die Nutzung als eBook auf Tablet-PCs, eBook-Readern und Smartphones geeignet. *essentials:* Wissensbausteine aus den Wirtschafts-, Sozial- und Geisteswissenschaften, aus Technik und Naturwissenschaften sowie aus Medizin, Psychologie und Gesundheitsberufen. Von renommierten Autoren aller Springer-Verlagsmarken.

Weitere Bände in der Reihe http://www.springer.com/series/13088

Ricarda Walk · Susanne Schuster

Integrierte Notfallzentren (INZ) als neue Struktur der Notfallversorgung

Ein Überblick über Hintergründe, Herausforderungen und Perspektiven

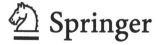 Springer

Ricarda Walk
Universitätsklinikum Augsburg
Augsburg, Deutschland

Susanne Schuster
Evangelische Hochschule Nürnberg
Nürnberg, Deutschland

ISSN 2197-6708   ISSN 2197-6716 (electronic)
essentials
ISBN 978-3-658-32317-2   ISBN 978-3-658-32318-9 (eBook)
https://doi.org/10.1007/978-3-658-32318-9

Die Deutsche Nationalbibliothek verzeichnet diese Publikation in der Deutschen Nationalbiblio-
grafie; detaillierte bibliografische Daten sind im Internet über http://dnb.d-nb.de abrufbar.

Planung/Lektorat: Anna Krätz
Springer ist ein Imprint der eingetragenen Gesellschaft Springer Fachmedien Wiesbaden GmbH
und ist ein Teil von Springer Nature.
Die Anschrift der Gesellschaft ist: Abraham-Lincoln-Str. 46, 65189 Wiesbaden, Germany

Was Sie in diesem *essential* finden können

- Strukturen und Begrifflichkeiten der Notfallversorgung
- Gesetzliche Hintergründe
- Momentaner Stand und notwendige Veränderungen
- Gesetzliche Neuerungen und politische Überlegungen
- Aktueller Forschungsstand und Stellungnahmen zum Thema INZ

Inhaltsverzeichnis

Über die Autoren

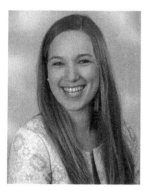

Ricarda Walk M.Sc., B.A.

Universitätsklinikum Augsburg
Stenglinstraße 2
86156 Augsburg
E-Mail: ricarda.walk@uk-augsburg.de

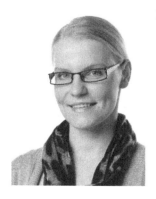

Prof. Dr. Susanne Schuster

Evangelische Hochschule Nürnberg
Bärenschanzstraße 4
90429 Nürnberg
E-Mail: susanne.schuster@evhn.de
Verlinkung zum Institut: https://www.evhn.de/
hochschule/organisation/personenverzeichnis/
prof-dr-susanne-schuster

Abkürzungsverzeichnis

ÄBD	ärztlicher Bereitschaftsdienst
BMG	Bundesministerium für Gesundheit
CDU	Christlich Demokratische Union Deutschlands
CSU	Christlich-Soziale Union
DGINA	Deutsche Gesellschaft Interdisziplinäre Notfall- und Akutmedizin e.V.
DGIIN	Deutsche Gesellschaft für Internistische Intensivmedizin und Notfallmedizin
DGN	Deutsche Gesellschaft für Neurologie e.V.
DIVI	Deutsche interdisziplinäre Vereinigung für Intensiv- und Notfallmedizin e.V.
DKG	Deutsche Krankenhausgesellschaft e.V.
DRG	Diagnosis Related Group
EBM	einheitlicher Bewertungsmaßstab
ESI	Emergency Severity Index
G-BA	Gemeinsamer Bundesausschuss
GKV	Gesetzliche Krankenversicherung
GKV-SV	Spitzenverband Bund der Krankenkassen
GKV-VSG	Versorgungsstärkungsgesetz der gesetzlichen Krankenversicherungen
GNL	gemeinsame Notfallleitstellen
KHSG	Krankenhausstrukturgesetz
ILS	Integrierte Leitstelle
INZ	Integrierte Notfallzentren
KBV	Kassenärztliche Bundesvereinigung
KV	Kassenärztliche Vereinigung

MB	Marburger Bund
MTS	Manchester-Triage-System
PKV	private Krankenversicherung
SGB	Sozialgesetzbuch
SmED	strukturiertes medizinisches Ersteinschätzungsverfahren für Deutschland
SPD	Sozialdemokratische Partei Deutschlands
SPSS	Statistical Package for Social Sciences
SVR	Sachverständigenrat
Vdek	Verband der Ersatzkassen e.V.
ZNA	zentrale Notaufnahme

Einleitung

1

Die Notfallversorgung in Deutschland, wie auch in vielen anderen Ländern, bedarf einer Reform. Immer mehr Patienten, die Notaufnahmen in Anspruch nehmen, könnten besser und schneller in einer Bereitschaftspraxis eines Niedergelassenen versorgt werden (Gürkan 2018, S. 173). Dies liegt zum einen daran, dass die Patienten die Situation nicht einschätzen können (Geissler et al. 2017, S. 42), den Bereitschaftsdienst nicht kennen (Korzilius 2018, S. 514) oder daran, dass sie bewusst die Notaufnahme aufsuchen, da sie dort eine schnellere ärztliche Behandlung erwarten (Geissler et al. 2016, S. 29).

Die zunehmende Inanspruchnahme einer Notfallbehandlung in Notaufnahmen führt dazu, dass die Struktur der Organisation, die Wirtschaftlichkeit und die Finanzierbarkeit stark beansprucht werden. (Augurzky et al. 2018, S. 7, 14) Laut Augurzky et al. „[...] fehlen klare und einheitliche Regelungen, Definitionen und Zuständigkeiten für eine sektorenübergreifende Organisation der verschiedenen Aufgabenbereiche (KV-Bereitschaftsdienst, Krankenhausnotaufnahme und Rettungswesen) in der Notfallversorgung." (2018, S. 7).

Diese Fehlsteuerung beeinflusst die Situation in den Notaufnahmen, sodass lange Wartezeiten und erhöhte Sicherheits- und Kostenprobleme die Folge sind (Gürkan 2018, S. 173). Gerade die steigende Anzahl und Divergenz der Dringlichkeit der Patienten in Notaufnahmen macht eine Zusammenarbeit aller Beteiligten notwendig (Augurzky et al. 2018, S. 11). Das politische Ziel ist es, die Akut- und Notfallversorgung mit der kassenärztlichen Vereinigung (KV) und den Kliniken zusammenzuführen.

In einem Positionspapier zur Reform der Notfallversorgung wurde bereits 2015 erwähnt, dass Notaufnahmen mit KV und Rettungsdienst zusammen arbeiten und miteinander vernetzt sein sollten um die Notfallversorgung zu verbessern (Riessen et al. 2015, S. 179–180).

R. Walk und S. Schuster, *Integrierte Notfallzentren (INZ) als neue Struktur der Notfallversorgung*, essentials, https://doi.org/10.1007/978-3-658-32318-9_1

Die Analyse und Handlungsempfehlungen des AQUA – Institut (für angewandte Qualitätsförderung und Forschung im Gesundheitswesen GmbH) bein-
haltete im Jahr 2016, dass sogenannte Portalpraxen eingerichtet werden sollen
(Köster et al. 2016, S. 5). Diese Portalpraxen sollen an Kliniken angegliedert
werden, damit die KV ihren notfallmedizinischen Sicherstellungsauftrag Folge
leisten kann (Gries et al. 2017, S. 312). Portalpraxen sind Arztpraxen an Krankenhäusern, die durch die KV organisiert werden und rund um die Uhr mit an der
stationären Notfallversorgung arbeiten (Sefrin 2018, S. 137).

Am 7. September 2017 fand das Werkstattgespräch des Sachverständigenrates
statt. Hier wurden Empfehlungen zur Zukunft der Notfallversorgung in Deutschland vorgestellt, die die Etablierung von Integrierten Notfallzentren beinhalten
(Haubitz 2017). Integrierte Notfallzentren (INZ) sollen Portalpraxen und Notaufnahmen vorgeschaltet werden. Durch einen „gemeinsamen Tresen" werden die
Patienten zu einer, für ihr gesundheitliches Problem am besten geeignete, Stelle
weitergeleitet (Sachverständigenrat 2018, S. 585). In diesem Essential wird das
Thema Integrierte Notfallzentren in einen strukturellen und gesetzlichen Rahmen
gefasst und die neue Form der Notfallversorgung mit INZ dargestellt.

Grundlagen

2

2.1 Strukturen der Notfallversorgung

Ein medizinscher Notfall wird als plötzliche und unerwartete Situation, die eine akute Behandlung notwendig macht, definiert. Die Definition dieser Situation ist dabei abhängig von der Einschätzung der jeweiligen Person, dessen Angehörigen oder Helfern (Sefrin 2018, S. 133). Die Notfallversorgung besteht aus drei Bereichen – dem ärztlichen Bereitschaftsdienst (ÄBD) der kassenärztlichen Vereinigung (KV), dem Rettungsdienst mit Notarzt und den Notaufnahmen mit der ambulanten oder der stationären Versorgung der Krankenhäuser (Brokmann et al. 2019, S. 261). Der Patient sucht entweder die Notaufnahme selbstständig auf, wird vom niedergelassenen Arzt/ÄBD eingewiesen oder vom Rettungsdienst eingeliefert (Riessen et al. 2015, S. 176). Die Versorgungsbereiche, die ein Patient im Notfall kontaktieren und/oder aufsuchen kann, werden in der nachfolgenden Abbildung (siehe Abb. 2.1) dargestellt.

Laut Augurzky et al. ist die „[…] Vorhaltung einer erreichbaren, qualitativ hochwertigen und wirtschaftlichen Notfallversorgung […] Aufgabe ambulanter und stationärer Leistungserbringer sowie des Rettungsdienstes." (2018, S. 7). Allgemein ist jeder Behandlungssektor dazu verpflichtet, den Patienten der sich als Notfall vorstellt, erst zu versorgen (Klinger und Dormann 2019, S. 594). Dies gilt natürlich auch für Patienten, die den Rettungsdienst anrufen oder sich im Krankenhaus vorstellen, auch wenn sie prinzipiell vom niedergelassenen Arzt behandelt hätten werden können (Sachverständigenrat 2018, S. 548).

Nach § 76 Abs. 1 Satz 2 SGB V hat jeder Patient im Notfall freie Arztwahl. Dadurch, dass jeder Bereich der Notfallversorgung verschieden organisiert

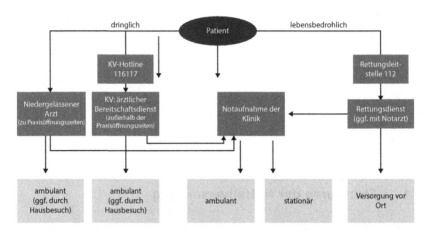

Abb. 2.1 Status quo der Notfallversorgung. (Eigene Darstellung in Anlehnung an Sachverständigenrat 2018, S. 548)

Tab. 2.1 Aufgabengebiete der drei Bereiche. (Eigene Darstellung nach Augurzky et al. 2018, S. 16)

Vertragsärzte	Rettungsdienst/notärztliche Versorgung	Notaufnahmen der Krankenhäuser
– Beurteilung des Risikos – Entscheidung über ambulante/stationäre Weiterbehandlung – Einleitung ambulanter Therapie – Überweisung/Einweisung stationäre Versorgung – Hausbesuche/Fahrdienst organisieren	– Leben retten/gesundheitliche Gefährdungen abwenden – Stabilisierung – Transport	– Leben retten – Stabilisierung – Diagnostik – Therapie einleiten – Entscheidung über ambulante/stationäre Weiterbehandlung – Prozessorganisation innerklinisch

ist, versteht auch jeder Bereich sein Aufgabengebiet anders und die Finanzierung läuft unabhängig voneinander ab (Augurzky et al. 2018, S. 15). Die getrennte Finanzierung kann dazu führen, dass an den Schnittstellen zwischen den drei Bereichen Doppelstrukturen und Fehlanreize entstehen (Sachverständigenrat 2018, S. 549). Daher ist es notwendig alle Bereiche in der Erfassung und Beschreibung des Behandlungsbedarf sowie der Aufgaben einheitlich und neu zu organisieren (Augurzky et al. 2018, S. 15). Die folgende Tabelle (siehe Tab. 2.1) stellt die Aufgabengebiete der drei Bereiche stichpunktartig dar.

2.2 Kassenärztliche Vereinigung

Die KV trägt die Verantwortung für einen flächendeckenden vertragsärztlichen Bereitschaftsdienst (Augurzky et al. 2018, S. 7). Sie befindet sich im Wandel – feste Anlaufpraxen und eigene Call-Center wurden implementiert (Augurzky et al. 2018, S. 11). Bisher wurden bundesweit mehr als 650 KV-Praxen eingerichtet um den Zulauf von (elektiven) ambulanten Patienten in den Notaufnahmen zu vermeiden (Augurzky et al. 2018, S. 11). Laut Sicherstellungsauftrag nach § 75 Abs. 1 SGB V ist die ambulante Notfallversorgung bei nicht lebensbedrohlichen Patienten der KV zuzuschreiben. Alle Vertragsärzte sind dazu verpflichtet auch im ärztlichen Notdienst zu arbeiten (Augurzky et al. 2018, S. 14; Riessen et al. 2015, S. 179). Darüber hinaus müssen diese sich laut Berufsordnung für den Notdienst fortbilden (Riessen et al. 2015, S. 179). Seit der Reform des Bereitschaftsdienstes wurden zunehmend KV-Bereitschaftsdienstpraxen eröffnet. Im Dezember 2017 waren es 621 Praxen, davon mehr als 90 % auf dem Gelände des Krankenhauses oder in der direkten Umgebung. Diese werden durch Fahrdienste, die Hausbesuche vornehmen bei Patienten, die nicht in die Praxis kommen können, ergänzt (Augurzky 2018, S. 7, 14).

Die **Finanzierung des Bereitschaftsdienstes** wird über § 87 SGB V geregelt. Die Finanzierungsmodelle unterscheiden sich unter den KV je nach Bundesland. Allgemein werden die Leistungen des ÄBD nach dem Einheitlichen Bewertungsmaßstab (EBM) aus der morbiditätsbedingten Gesamtvergütung entlohnt (Sachverständigenrat 2018, S. 554). Der EBM wird von dem Bewertungsausschuss, der aus Vertretern der Kassenärztlichen Bundesvereinigung (KBV) und des Spitzenverband Bund der Krankenkassen (GKV-SV) besteht, verfasst. Dieser stellt die Grundlage für die Abrechnung vertragsärztlicher Leistungen dar (Bundesministerium für Gesundheit 2016). In Bayern wird der ÄBD aus der morbiditätsbedingten Gesamtvergütung nach der Bayerischen Euro-Gebührenordnung finanziert. Das bedeutet, dass die Leistungen des ÄBD genau wie die ambulanten Leistungen beispielsweise der niedergelassenen Hausärzte aus dem gleichen Budget vergütet werden (Kassenärztliche Vereinigung Bayerns 2019, S. 4). Grundlage hierfür bildet der vom Bewertungsausschuss beschlossene EBM für ärztliche Leistungen. Der EBM legt beispielsweise die Abklärungspauschalen (Abklärung einer

Behandlungsnotwendigkeit, Organisation weiterer Behandlung), Notfallpauschalen und Schweregradzuschläge bei Patienten mit erhöhtem Behandlungsaufwand fest (Kassenärztliche Vereinigung Bayerns 2019, S. 11–17).

2.3 Rettungsdienst

Der Rettungsdienst ist für die präklinische Notfallversorgung verantwortlich. Länderbezogen werden die Durchführung und Finanzierung des Rettungsdienstes in Rettungsdienstgesetzen geregelt. Die Rettungsdienste sind außerdem für die Daseinsvorsorge und Gefahrenabwehr verantwortlich (Sachverständigenrat 2018, S. 561).

Um als Notarzt tätig zu sein, müssen je nach Bundesland spezifische Qualifikationen vorgewiesen werden können. Die Organisation des Notarztdienstes läuft auch über die Bundesländer ab (Riessen et al. 2015, S. 179). Die drei-jährige Ausbildung zum Notfallsanitäter führt zu einem Fortschritt in der Qualifizierung und Standardisierung in der präklinischen Versorgung (Busch et al. 2018, S. 262).

Die **Finanzierung des Rettungsdienstes** wird über § 60 SGB V „Fahrkosten" und § 133 SGB V „Versorgung mit Krankentransportleistungen" geregelt. Es liegt kein eigenständiges medizinisches Leistungssegment vor (Sachverständigenrat 2018, S. 566). Das bedeutet, dass aktuell nur die Transportleistung finanziert wird. Zukünftig soll jedoch auch die medizinische Leistung des Rettungsdienstes im SGB V verankert werden. Außerdem soll eine ambulante Weiterbehandlung aufgrund von beispielsweise Fehlalarmierung ermöglicht werden, damit die Notaufnahmen entlastet werden (Sefrin 2018, S. 138).

2.4 Krankenhäuser

Nach § 108 SGB V sind Krankenhäuser dazu verpflichtet an der Notfallversorgung teilzunehmen (Augurzky et al. 2018, S. 14; Sachverständigenrat 2018, S. 555). Sollten die Krankenhäuser nicht an der Notfallversorgung teilnehmen, müssen diese einen Abschlag bei der stationären Vergütung bezahlen. Abgesehen davon sind die Krankenhäuser unter strafrechtlichen Aspekten (unterlassen Hilfeleistung) dazu verpflichtet Patienten erstzuversorgen und wenn nötig in ein für die weitere Versorgung geeignetes Krankenhaus zu verlegen (Sachverständigenrat 2018, S. 555). Die Notfallversorgung im Krankenhaus ist durch Krankenhauspläne der Bundesländer geregelt (Augurzky et al. 2018, S. 15). Die Notaufnahmen der Krankenhäuser sind die Eintrittspforte für eine ambulante und stationäre Notfallversorgung (Busch et al. 2018, S. 260). Weshalb sie auch eine zentrale Rolle für die Versorgung von Notfallpatienten übernehmen (Riessen et al. 2015, S. 176). Diese Versorgung besteht vor allem aus Aufnahme, Anamnese, Diagnostik, Therapie und der Entschiedung über stationäre/ambulante Weiterbehandlung (Riessen et al. 2015, S. 176). Zum Diagnostik- und Therapiebereich gehören neben dem Labor, die Radiologie und der Operationssaal ((Senatsverwaltung für Gesundheit und Soziales 2016) zit. nach (Sachverständigenrat 2018, S. 555)).

Seit 2013 gibt es eine staatlich anerkannte Zusatzweiterbildung zur Notfallpflege für Gesundheits- und Krankenpfleger. Diese sollte nicht nur für das Personal der Notaufnahmen möglich, sondern auch für das Krankenhaus verpflichtend sein, damit die Notaufnahmen mit qualifiziertem Personal besetzt werden (Busch et al. 2018, S. 263). In Bezug auf die Ausbildung der Ärzte wurde eine zweijährige Zusatzweiterbildung in der Notfallmedizin bei der Bundesärztekammer beantragt. Dies soll einen Fortschritt in Richtung Professionalisierung darstellen (Busch et al. 2018, S. 263). Es wird bald verpflichtend sein, dass die ärztliche Leitung ein notfallmedizinisch weitergebildeter Arzt und Notfallpflegende als pflegerische Leitung fungieren (Gemeinsamer Bundesausschuss 2018, S. 4).

Die **Finanzierung der Notfallversorgung im Krankenhaus** gliedert sich in ambulante und stationäre Versorgung. Die ambulante Notfallversorgung wird über verschiedene Möglichkeiten der Vergütung finanziert. Allgemein wird die Notfallversorgung von gesetzlich Versicherten über den EBM vergütet. Durch das Krankenhausstrukturgesetz kam es jedoch zu Veränderungen, sodass der Investitionskostenabschlag auf die erbrachten ambulanten Leistungen entfällt (Sachverständigenrat 2018, S. 559). Arbeitsunfälle werden von der gesetzlichen Unfallversicherung übernommen, wohingegen bei Privatversicherten über die private Krankenversicherung (PKV) abgerechnet wird (Sachverständigenrat 2018, S. 559). Bei der stationären Versorgung des Notfallpatienten wird die Versorgung in der Notaufnahme mit den DRGs (Diagnosis Related Groups) der stationären Vergütung abgedeckt (Sachverständigenrat 2018, S. 559).

2.5 Interessen und Konsequenzen

Patienten möchten beziehungsweise erwarten, dass die Notfallversorgung gut erreichbar ist und wenig Zeit in Anspruch nimmt. Im Bereich der Notfallversorgung liegt ein umfangreiches medizinisches Angebot vor, welches den Patienten zur Verfügung steht. Außerdem weisen Patienten ein geringes Wissen über

das Notfallversorgungssystem auf (Augurzky et al. 2018, S. 17). Der KV-Arzt
erwartet eine kostendeckende Vergütung und dass Patientenfälle nicht komplex
sind, jedoch auch keine Bagatellfälle darstellen. Außerdem sollen die Arbeitszeiten günstig gelegen sein (Augurzky et al. 2018, S. 17). Die Notaufnahme
des Krankenhauses erwartet, ebenso wie der KV-Arzt, eine kostendeckende Vergütung und keine Bagatellverletzungen. Aus haftungsrechtlichen Gründen wird
kein Patient abgewiesen. Die stationären Kapazitäten sollen ausgelastet werden, Arbeitszeiten sollen günstig gelegen sein und Bereitschaftsdienstfälle sollen
nicht aufkommen (Augurzky et al. 2018, S. 17). Die Krankenhäuser könnten
den Anstieg an Notfallpatienten als positiv erachten, da ihnen, neben den Einweisungen durch niedergelassene Ärzte, Fallzahlen generiert werden (Geissler
et al. 2016, S. 37). Der Rettungsdienst hat als einziges divergierendes Interesse,
dass die Einsätze abrechenbar sind, laut Augurzky et al. (2018, S. 17). Einig
sind sich die verschiedenen Interessengruppen darüber, dass die Notfallversorgung neu organisiert werden muss (Erbguth und Topka 2018, S. 61; Messerle
und Appelrath 2018, S. 928). Durch die Erwartungen des Patienten kommt es
zu einer Übernachfrage der örtlichen und zeitlichen Erreichbarkeit und medizinischen Verfügbarkeiten. Dies kann entweder über eine Preissteuerung oder eine
Steuerung über ein zentrales Verteilungssystem geregelt werden (Augurzky et al.
2018, S. 17). Die KV-Ärzte weisen zeitliche und örtliche Defizite in ihrer Erreichbarkeit auf. Gemeinsame Ressourcenverwendung der Praxen und Krankenhäuser
und eine Verteilung der Lasten sind notwendig um den Defizite entgegenzuwir-
ken (Augurzky et al. 2018, S. 17). Das Krankenhaus weist lange Wartezeiten und
zu viele stationäre Aufnahmen auf. Die Meinung über die stationäre Aufnahme
soll unabhändig erfolgen. Eine kostendeckende ambulante Notfallversorgung ist
das Ziel (Augurzky et al. 2018, S. 17). Aktuell werden viele Patienten stationär
aufgenommen, da die stationäre Aufnahme ökonomischer ist als die ambulante
Behandlung (Messerle und Appelrath 2018, S. 927).

2.6   Notfallversorgung im europäischen Vergleich

Die Notfallversorgung in Deutschland im europäischen Vergleich mit Dänemark,
England, Frankreich, Niederlanden und (geographisch gesehen) der Schweiz wird
im Anhang 1 dargestellt.

Im europäischen Vergleich kann zusammengefasst werden, dass der Patient
die Möglichkeit beziehungsweise Pflicht eines Erstkontaktes über die Leitstelle
hat. Patienten mit niedrigem Risiko werden von Allgemeinmedizinern ambulant
versorgt. Der Rettungsdienst versorgt Patienten, die ein hohes Risiko haben und

transportiert sie in die Notaufnahme. Die Notaufnahme ist für die Versorgung von Patienten mit hohem Risiko und für deren Diagnose und Behandlung verantwortlich. Somit herrschen in den meisten der genannten Länder strikte Strukturen der Patientenzuteilung (Augurzky et al. 2018, S. 67). Laut Augurzky et al. (2018, S. 67) herrscht eine Tendenz zur Ansiedlung von Allgemeinärzten an Kliniken. Deutschland sollte sich an einigen positiven Formen der Patientensteuerung anderer Länder orientieren, welche bereits Erfolge mit dem Ausbau von Online Plattformen zur Patientensteuerung und einem telefonischen Erstkontakt aufweisen können. Dieser Erstkontakt sollte transparent gestaltet werden und durch ein validiertes Triagesystem durchgeführt werden. Mit Hilfe eines Triagesystems werden Patienten in der Notaufnahme oder im Rettungsdienst systematisch nach ihrer Behandlungsdringlichkeit eingeteilt (Christ et al. 2016, S. 329).

Nach Augurzky et al. sollte in Deutschland die Versorgung von Patienten mit geringem Risiko 24 Stunden an sieben Tagen in der Woche durch Allgemeinmediziner gewährleistet werden. Außerdem sollte die primärärztliche- und sekundärärztliche Notfallversorgung durch transparente Aufgaben- und Zuständigkeitsbereiche, räumliche Nähe und der Verwendung gemeinsamer Ressourcen und Daten geprägt sein. Das validierte Triagesystem sollte außerdem beim Erstkontakt mit dem Patienten im Notfallzentrum verwendet werden. (Augurzky et al. 2018, S. 67–68) Laut Geissler et al. (2017, S. 53) sollten außerdem integrierte Leitstellen in Deutschland eingeführt werden.

Gesetzliche Hintergründe 3

3.1 GKV-Versorgungsstärkungsgesetz

Das Versorgungsstärkungsgesetz (VSG) wurde zum 16. Juli 2015 vom Bundestag beschlossen und ist im SGB V verankert. Dies soll zur Stärkung der Versorgung in der gesetzlichen Krankenversicherung beitragen. Es befasst sich beispielsweise mit „§ 27b Zweitmeinung", „§ 75a Förderung der Weiterbildung" und „§ 92b Durchführung der Förderung von neuen Versorgungsformen zur Weiterentwicklung der Versorgung und von Versorgungsforschung durch den Gemeinsamen Bundesausschuss" Artikel 1 SGB V (BGBl. 2015 I, S. 1211–1244). Ziel des VSG ist, dass auch zukünftig „[…] eine gut erreichbare medizinische Versorgung der Patientinnen und Patienten auf hohem Niveau […]" sichergestellt wird. Vor allem soll die hausärztliche Versorgung, auch in ländlichen Regionen, nachhaltig gestärkt werden. Die KV wurden dazu verpflichtet Servicestellen für Terminvergaben zu etablieren (Bundesministerium für Gesundheit 2017a).

3.2 Krankenhausstrukturgesetz

Das Krankenhausstrukturgesetz (KHSG) ist ein „Gesetz zur Reform der Strukturen der Krankenhausversorgung" und wurde zum 10. Dezember 2015 vom Bundestag beschlossen. Es macht gesetzliche Vorgaben beispielsweise zu „§ 12 Förderung von Vorhaben zur Verbesserung von Versorgungsstrukturen" Artikel 1 SGB V, „§ 135b Förderung der Qualität durch die Kassenärztlichen Vereinigungen", „§ 136d Evaluation und Weiterentwicklung der Qualitätssicherung durch den Gemeinsamen Bundesausschuss" und dessen Durchsetzung und Kontrolle nach §137 Artikel 6 SGB V (BGBl. 2015 I, S. 2229–2253).

© Der/die Autor(en), exklusiv lizenziert durch Springer Fachmedien Wiesbaden   11
GmbH, ein Teil von Springer Nature 2020
R. Walk und S. Schuster, *Integrierte Notfallzentren (INZ) als neue Struktur der
Notfallversorgung*, essentials, https://doi.org/10.1007/978-3-658-32318-9_3

Das Gesetz sorgt für eine Stärkung der Qualität der Krankenhausversorgung und zu einer Erhöhung der Pflegekräftezahl. Im Bereich der ambulanten Notfallversorgung sollen Krankenhäuser stärker unterstützt werden. Außerdem sollen die KV zur Sicherstellung des Notdienstes vertragsärztliche Notdienstpraxen in oder an Krankenhäusern eröffnen, die als erste Anlaufstelle fungieren sollen. Diese Notdienstpraxen werden auch als Portalpraxen definiert (Bundesministerium für Gesundheit 2017b).

3.3   G-BA Beschluss zu Stufen der Notfallversorgung

Am 19. April 2018 beschloss der Gemeinsame Bundesausschuss (G-BA) ein dreistufiges System von Notfallstrukturen in Krankenhäusern. Die „Regelungen des Gemeinsamen Bundesausschusses zu einem gestuften System von Notfallstufen in Krankenhäusern gemäß § 136c Absatz 4 SGB V" beinhaltet neben den Stufen auch das Ziel und den Gegenstand der Regelung. Ziel des G-BA Beschlusses ist es die Notfallstrukturen in Stufen einzuteilen, wobei eine Stufe für die Nichtteilnahme ebenso vorherrscht. Die Krankenhäuser erwerben abhängig ihrer Stufe Zuschläge für die Beteiligung und im Falle einer Nicht-Beteiligung an der Notfallversorgung Abschläge. Gegenstand der Regelung ist die Definition der Grundsätze des gestuften Systems und der Anforderungen an die jeweilige Stufe der stationären Notfallversorgung. Es liegen drei Stufen für das System von Notfallstrukturen vor. Die erste Stufe ist die Basisnotfallversorgung. Die zweite Stufe beschreibt die erweiterte Notfallversorgung und die dritte Stufe die umfassende Notfallversorgung (Gemeinsamer Bundesausschuss 2018, S. 2).

Für jede Versorgungsstufe werden Mindestanforderungen für Art und Anzahl von Fachabteilungen, zu Anzahl und Qualifikation des vorzuhaltenden Fachpersonals sowie zum zeitlichen Umfang der Bereitstellung von Notfallleistungen definiert (Gemeinsamer Bundesausschuss 2018, S. 3). Die Regelung des G-BA trat am Tag der Veröffentlichung in Kraft. Die Übergangsbestimmungen beinhalten, dass die zentralen Notaufnahmen (ZNA) bis spätestens drei Jahre nach dem Inkrafttreten den Anforderungen Folge geleistet haben müssen. Nach fünf Jahren soll eine Evaluation stattfinden, die untersucht, ob die Krankenhäuser einer Stufe zugeordnet sind und Notfallstrukturen dementsprechend vorliegen beziehungsweise wenn notwendig verändert wurden (Gemeinsamer Bundesausschuss 2018, S. 13).

Die Zu- und Abschläge der jeweiligen Notfallstufen wurden durch die Deutsche Krankenhausgesellschaft (DKG), den GKV-SV und PKV mit dem Institut

für das Entgeltsystem im Krankenhaus (InEK) entwickelt. Und in der Notfall-
stufenvergütungsvereinbarung gemäß § 9 Absatz 1a Nummer 5 Krankenhausent-
geltgesetz in Verbindung mit § 136c Absatz 4 SGB V (zwischen GKV-SV, PKV,
DKG) gesetzlich verankert:

Krankenhaus der Basisversorgung: Zuschlag: 153.000 €/Jahr
Krankenhaus der erweiterten Notfallversorgung: Zuschlag: 459.000 €/Jahr
Krankenhaus der umfassenden Notfallversorgung: Zuschlag: 688.500 €/Jahr
Krankenhäuser, die nicht mehr teilnehmen: Abschlag: 60 €/vollstationärer Fall

Die Forderungen stellen vor allem für kleinere Häuser eine große Herausforderung dar, zum Beispiel wirtschaftliche Probleme durch Umbaumaßnahmen
und Veränderung von Dienstmodellen. Außerdem sind die Forderungen an Ausstattung und Personal in der Übergangsfrist von fünf Jahren nicht umsetzbar
(Brokmann et al. 2019, S. 262). Laut Brokmann et al. (2019, S. 261) betref-
fen diese Regelungen nicht die ambulante Notfallversorgung im Krankenhaus,
des Rettungsdienstes und des KV-Bereitschaftsdienstes. Ziel ist es eine qualitativ hochwertige Notfallversorgung zu gewährleisten. Dies soll entsprechend den
Strukturvorgaben entgeltrelevant adäquat abgebildet werden (Brokmann et al.
2019, S. 266). Die Konsequenzen des neuen Stufenmodels sind, dass 40 % der
Krankenhäuser entgeltrechtlich nicht mehr zur Notfallversorgung gehören würden, da nur circa 60 % aller Krankenhäuser eine Intensivstation mit mindestens
sechs Betten vorhalten (Erbguth und Lange 2018, S. 24).

Aktueller Stand und notwendige Veränderungen

4

4.1 Aktueller Stand in der Notfallversorgung

Auf Grund des demografischen Wandels, der geringen alternativen Versorgungs-strukturen und der Weiterentwicklung von Notfall- und Intensivmedizin, nimmt die Patientenzahl in den Notaufnahmen kontinuierlich zu, wobei nicht alle Pati-enten eine Notfallversorgung in der Notaufnahme benötigen (Zimmermann et al. 2016, S. 243, 248). Über 20 Mio. Patienten suchen jährlich die deutschen Not-aufnahmen auf (Pin et al. 2018, S. 492). In einem anderen Artikel heisst es, circa zehn Millionen Patienten jährlich, wovon fast jeder zweite stationär aufgenom-men wird (Mau 2019a, S. 492–493). Die Hälfte der Patienten, die sich in den Notaufnahmen vorstellen und ambulant versorgt werden, hätten sich auch bei einem ärztlichen Notdienst vorstellen können (Kirchner et al. 2018, S. 53). Im europäischen Vergleich ist die Zahl der stationären Aufnahmen aus der Notauf-nahme in Deutschland ein Höchstwert. Im Vergleich zu Holland sind es 32 % und in Frankreich 21 % der Patienten, die stationär aufgenommen werden (Mau 2019b, S. 494). Dabei gibt es auch deutschlandweit starke regionale Unterschiede. Beispielsweise suchen 80 % der Patienten in Berlin direkt die Notaufnahme auf, wohingegen das nur 50 % der Patienten in Mecklenburg-Vorpommern tun (Mau 2019a, S. 491). Auf der 36. Arbeitstagung Neurointensivmedizin sagte der Vor-sitzende des Sachverständigenrates Prof. Dr. Gerlach, dass seit 2009 die Zahl der Fälle um 43 % in Notaufnahmen gestiegen und im ÄBD um 15 % gesunken sei (Gräztel 2019, S. 58). Die Vorstellungsgründe der Patienten sind, laut einer Stu-die, meistens Schmerzen oder Verletzung der Extremitäten, die im Rahmen der Triage über 60 % als wenig dringlich eingestuft worden sind (Greiner et al. 2017,

S. 118). Außerdem wird neben der steigenden Inanspruchnahme der Notaufnahmen auch die Rettungsdienste vermehrt in Anspruch genommen, obwohl diese nicht in jedem Fall notwendig wären (Augurzky et al. 2018, S. 15; Brokmann et al. 2019, S. 268). Sie werden immer mehr als mobile Hausarztpraxen genutzt (Wedler et al. 2016, S. 540). Auch in den kommenden Jahren wird die Herausforderung der ambulant – stationären Verzahnung bei gleichzeitig steigender Anzahl an Notfällen bleiben (Klinger und Dormann 2019, S. 596).

Die Gründe für den Zulauf der Notaufnahmen sind vielfältig. Die Kassenärzte haben den Versorgungsauftrag für ambulante Notfallpatienten, leiten diese aber oft in die Krankenhäuser weiter (Mau 2019a, S. 491). Dass so viele Patienten stationär aufgenommen werden, kann daran liegen, dass die Krankenhäuser durch die KV schlecht bezahlt werden und die stationäre Aufnahme kostendeckender erscheint (Mau 2019a, S. 491, 493). Die 24 stündige Verfügbarkeit von Personal und Ressourcen in der Notaufnahme führen zu einem Minus von circa 100 € pro Fall (Erbguth und Topka 2018, S. 61). Das der Rettungsdienst auch vermehrt in Anspruch genommen wird, kann daran liegen, dass Zuständigkeiten nicht transparent geregelt sind und, dass die Patienten erwarten durch den Rettungsdienst-Transport schneller und besser versorgt zu werden (Augurzky et al. 2018, S. 15). Patienten wissen oft nicht welcher Versorgungsbereich für ihre Situation zuständig ist, wie die KV-Praxis zu erreichen ist oder bekommen keinen zeitnahen Termin im KV-Bereich (Brokmann et al. 2019, S. 268; Korzilius 2018, S. 514). Oder den Patienten ist der KV-Bereitschaftsdienst sogar unbekannt (Erbguth und Lange 2018, S. 23). Außerdem kann als Grund angeführt werden, dass ein Rückzug der hausärztlichen Versorgung vorherrscht (Busch et al. 2018, S. 260).

Die erhöhte Inanspruchnahme der Notaufnahmen führt dazu, dass lange Wartezeiten in Anspruch genommen werden müssen, da die Patienten in einer höheren Versorgungsebene behandelt werden, obwohl eine niedrigere ausgereicht hätte (Augurzky et al. 2018, S. 7, 15). Es bestehen heterogene Meinungen, ob Patienten deren (Notfall)Situation korrekt einschätzen und eine Entscheidung für oder gegen eine Vorstellung in einer Notaufnahme korrekt treffen können. Für Patienten erscheint es dabei eher unwichtig, ob dies Konsequenzen für die Solidargemeinschaft mit sich zieht (Augurzky et al. 2018, S. 14). Die Patienten, die auch gut vom niedergelassenen Arzt behandelt werden könnten, aber trotzdem den Rettungsdienst und/oder die Notaufnahme in Anspruch nehmen, blockieren spezialisierte Behandlungsplätze (Sachverständigenrat 2018, S. 767). In den Notaufnahmen kommt es zu sogenannten „Crowding"-Situationen wodurch negative Folgen für die Versorgung von zeitkritischen Notfällen entstehen (Erbguth und Lange 2018, S. 23). Die Patienten sind aufgrund von Wartezeiten ungehalten und die Mitarbeiter der Notaufnahmen überfordert und überlastet (Korzilius 2018, S. 514; Sachverständigenrat 2018, S. 767). Die einzelnen Probleme führen zu drei Hauptproblemen, die die aktuelle Situation in der Notfallversorgung zusammenfassend darstellen sollen (siehe Abb. 4.1):

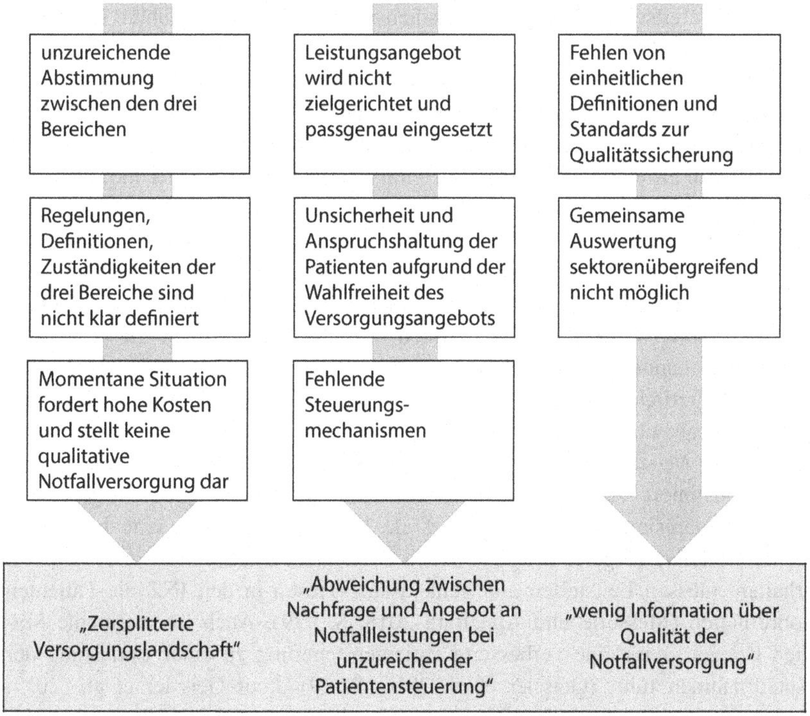

unzureichende Abstimmung zwischen den drei Bereichen	Leistungsangebot wird nicht zielgerichtet und passgenau eingesetzt	Fehlen von einheitlichen Definitionen und Standards zur Qualitätssicherung
Regelungen, Definitionen, Zuständigkeiten der drei Bereiche sind nicht klar definiert	Unsicherheit und Anspruchshaltung der Patienten aufgrund der Wahlfreiheit des Versorgungsangebots	Gemeinsame Auswertung sektorenübergreifend nicht möglich
Momentane Situation fordert hohe Kosten und stellt keine qualitative Notfallversorgung dar	Fehlende Steuerungsmechanismen	
„Zersplitterte Versorgungslandschaft"	„Abweichung zwischen Nachfrage und Angebot an Notfallleistungen bei unzureichender Patientensteuerung"	„wenig Information über Qualität der Notfallversorgung"

Abb. 4.1 Drei Hauptprobleme der aktuellen Situation der Notfallversorgung. (Eigene Darstellung in Anlehnung an Augurzky et al. 2018, S. 29)

4.2   Notwendige Veränderungen

Die drei dargestellten Probleme wurden von allen Beteiligten erkannt und bereits durch verschiedene Gesetze wie das VSG und das KHSG in Angriff genommen (siehe Kap. 3) (Augurzky et al. 2018, S. 30). Außerdem hat der Sachverständigenrat 2018 ein Konzept der Integrierten Notfallzentren (INZ) veröffentlicht, welches zu besseren Vernetzung und Koordination der drei Bereiche – vertragsärztlicher Bereitschaftsdienst, Rettungsdienst und Notaufnahme führen soll (siehe Abschn. 5.2 und Kap. 6).

Bereits 2015 wurde in einem Artikel mit dem Thema „Überfüllung der Notaufnahmen" gefordert, dass die verschiedenen Bereiche der Notfallversorgung ihre Zuständigkeiten und Aufgabenbereiche definieren müssen, dass Notfall- und Akutmedizin als eigenständiger Bereich mit Betten anerkannt wird und, dass eine Lösung für die Überfüllung entwickelt werden muss (Searle et al. 2015, S. 315). Patienten müssen über die Möglichkeiten des Bereitschaftsdienstes und dessen Rufnummer (116117) informiert werden (Augurzky et al. 2018, S. 7). Kampagnen über die Möglichkeit des Bereitschaftsdienstes und moderne Informationsangebote beispielsweise über Apps sollten dazu beitragen diesen für potentielle Patienten bekannter zu machen (Geissler et al. 2017, S. 54). Außerdem sollte der kassenärztliche Notdienst 24 h sieben Tage die Woche verfügbar sein und Rettungsdienst und Krankenhäuser besser vernetzt werden (Busch et al. 2018, S. 261). Der Versorgungsauftrag, die Zuständigkeiten der einzelnen Bereiche müssen klar definiert werden und strukturierte Prozesse vorliegen und ein geregelter Abfluss organisiert werden (Busch et al. 2018, S. 263). Um eine bedarfsgerechte Notfallversorgung bei gleichzeitig effizientem Einsatz von Ressourcen zu erhalten, müssen Leitstellen und gemeinsame Tresen in den INZ die Patienten koordinieren (Messerle und Appelrath 2018, S. 929). Auch internationale Studien belegen, dass eine verbesserte Patientensteuerung zu einer Entlastung der Notaufnahmen führt (Geissler et al. 2016, S. 29). Laut Geissler et al. (2017, S. 41) lassen sich aus internationalen Erfahrungen zwei Schlussfolgerungen ziehen. Erstens Patientenströme besser steuern, das zur Qualitätsverbesserung in der Versorgung von schwerkranken Patienten führt und dazu, dass der Patient zu einem geeignetem Versorgungsbereich gelangt. Zweitens kann eine Verbesserung der organisatorischen Verzahnung zwischen ambulanter und stationärer Notfallversorgung durch eine gemeinsame Anlaufstelle mit Ersteinschätzung zur Veränderung der Inanspruchnahme führen.

Gesetzliche Entwicklungen und politische Überlegungen

5

5.1 Koalitionsvertrag zwischen CDU, CSU und SPD

Im Koalitionsvertrag vom 12. März 2018 werden drei wichtige Inhalte genannt, die für das vorliegende Thema relevant erscheinen. Die sektorenübergreifende Versorgung soll durch eine Verbesserung der Zusammenarbeit und Vernetzung innerhalb des Gesundheitswesens erreicht werden (*Koalitionsvertrag zwischen CDU, CSU und SPD* 2018, S. 97). Im Bereich der ambulanten Versorgung soll ein Terminservice der KV für gesetzlich Versicherte von 8 bis 18 Uhr unter einer bundesweit einheitlichen Rufnummer erreichbar sein und Arzttermine vermitteln. Um die Notfallversorgung zu verbessern, „[...] wird eine gemeinsame Sicherstellung der Notfallversorgung von Landeskrankenhausgesellschaften und Kassenärztlichen Vereinigungen in gemeinsamen Finanzierungsverantwortung geschaffen."(*Koalitionsvertrag zwischen CDU, CSU und SPD* 2018, S. 100). Damit dies ermöglicht wird, müssen Notfallleitstellen und INZ etabliert werden (*Koalitionsvertrag zwischen CDU, CSU und SPD* 2018, S. 100).

5.2 Sachverständigenrat Juni 2018

Der Sachverständigenrat (SVR) agiert auf der Rechtsgrundlage des § 142 Abs. 2 Satz 1 SGB V „Sachverständigenrat zur Begutachtung der Entwicklung im Gesundheitswesen". Kapitel 14 des Gutachtens „Bedarfsgerechte Steuerung der Gesundheitsversorgung" des SVR befasst sich mit der „Sektorenübergreifenden Ausgestaltung der Notfallversorgung". Laut SVR muss die Orientierung an individuellen Bedürfnissen der Patienten und die fehlenden Steuerungsmechanismen im Bereich der Gesundheitsversorgung diskutiert werden. Und gerade deswegen

R. Walk und S. Schuster, *Integrierte Notfallzentren (INZ) als neue Struktur der Notfallversorgung*, essentials, https://doi.org/10.1007/978-3-658-32318-9_5

sollte das aktuelle Notfallsystem in Bezug auf Effizienz und bedarfsgerechten Organisation untersucht werden. Aktuell liegt keine sektorenübergreifende Zusammenarbeit und Planung der Notfallversorgung in Deutschland vor (Sachverständigenrat 2018, S. 549).

Die Empfehlungen des SVR befassen sich deshalb auch mit der kompletten Notfallversorgung, die einerseits durch eine integrierte Leitstelle (ILS) koordiniert werden soll. Die ILS soll Anrufe der Notrufnummer 112 und der Bereitschaftsdienstnummer 116 117 entgegennehmen. Darüber hinaus sollen über die ILS in Zukunft Hausbesuche veranlasst, telefonische Beratung angeboten, Notfallpflege beispielsweise in Pflegeheimen eingesetzt, Palliativ-Care-Teams eingebunden und eine Weiterleitung an niedergelassene Ärzte veranlasst werden. Gerade aufgrund von Erfahrungen auf internationaler Ebene sind positive Auswirkungen durch eine telefonische Beratung und Behandlung zu erwarten. Diese sollten zu einer zielgerichteten und bedarfsgerechten Versorgung der Patienten führen. Die Disponenten der ILS sollen mit Hilfe geeigneter und einheitlicher Assessmentinstrumenten, Notfallalgorithmen und Versorgungspfade die Patienten in das passende Versorgungssystem steuern und diese priorisieren. Dies sollte somit durch erfahrene und geschulte Disponenten durchgeführt. Bei Bedarf sollte ein weitergebildeter Arzt/Allgemeinarzt als Ansprechpartner bereitstehen (Sachverständigenrat 2018, S. 582–584).

Des Weiteren beinhaltet die Empfehlung die „Zusammenarbeit von ärztlichem Bereitschaftsdienst und Krankenhausnotaufnahme in einem Integrierten Notfallzentrum" (Sachverständigenrat 2018, S. 584). Das Konzept der INZ beschreibt eine vorgeschaltete Stelle den sogenannten „Tresen", an dem die Behandlungsdringlichkeit von Patienten ermittelt wird um entscheiden zu können in welcher Versorgungstufe ein Patient behandelt werden sollte. Die Notaufnahmen der Krankenhäuser, der vertragsärztliche Bereitschaftsdienst und der Rettungsdienst sollen künftig besser koordiniert und bei inhaltlicher Möglichkeit vernetzt werden. Diese Vernetzung soll auch örtlich stattfinden, sodass der Kassenärztliche Bereitschaftsdienst in dem INZ in/an dem Krankenhaus angegliedert wird (Sachverständigenrat 2018, S. 584–585). Weitere Empfehlungen des SVR zum Thema INZ siehe aktueller Forschungsstand (Kap. 6).

5.3   Bundesministerium für Gesundheit

Das Bundesministerium für Gesundheit (BMG) veröffentlichte am 22. Juli 2019 einen Artikel mit der Überschrift „Reform der Notfallversorgung – Schnellere

Hilfe im Notfall". In dieser Veröffentlichung wird kurz die momentane Situation der Notfallversorgung beschrieben, dass die Notaufnahmen überfüllt sind und die Wartezeiten von Patienten, die als Notfälle definiert werden können, dadurch verlängert werden.

Daher hat Bundesgesundheitsminister Jens Spahn drei Maßnahmen in einem Arbeitsentwurf für ein Gesetz definiert, um die Notfallversorgung neu zuordnen. Der Arbeitsentwurf wurde an die Länder verschickt und soll gemeinsam weiterentwickelt werden. „Ziel der Reform ist die bestmögliche Versorgung von Menschen in medizinischen Notfällen." (Bundesministerium für Gesundheit 2019). Dies soll durch gemeinsame Leitstellen der Rufnummern 112 und 116117, INZ in ausgewählten Krankenhäusern und den Rettungsdienst als eigenständigen medizinischen Leistungsbereich geschehen. Die gemeinsamen Notfallleitstellen (GNL) sollen die Patienten disponieren. Patienten, die eine der beiden Nummern wählen, werden durch eine qualifizierte Triage in die für ihre Notsituation geeignete Versorgungsebene geleitet. Dies kann entweder die Disposition eines Rettungsdienstes sein, ein INZ oder eine Arztpraxis. Die Nummer des Anrufers ist dabei zukünftig weiterhin ersichtlich (Bundesministerium für Gesundheit 2019).

Den Auftrag für die Einrichtung und den Betrieb von INZ bekommen die KV und Krankenhäuser. Die Auswahl der Krankenhäuser an denen ein INZ etabliert werden soll, findet durch die Länder statt. Die Notfallzentren sind rund um die Uhr geöffnet. Neben der Ersteinschätzung durch eine qualifizierte Triage erhalten die Patienten auch die notwendige Erstversorgung. Nach dem „Ein-Tresen-Prinzip" wird eine zentrale Anlaufstelle integriert. Portalpraxen oder ähnliche Notdienststrukturen sollen in INZ umgewandelt werden. INZ sollen sichtbar für den Patienten als erste Anlaufstelle organisiert werden. Die Krankenkassen werden ihre Versicherten über das INZ in ihrer Nähe aufklären (Bundesministerium für Gesundheit 2019).

Der Rettungsdienst soll, wie oben gefordert, zukünftig als eigenständiger Leistungsbereich gesetzlich im SGB V verankert werden. Der Patiententransport und die medizinische Versorgung werden dabei getrennt voneinander als Leistungen geregelt. Dies beeinflusst, dass nicht notwendige Fahrten minimiert werden und die Versorgung am Notfallort vergütet wird. Die Daten zur Weiterbehandlung sollen so früh wie möglich übertragen werden. Im Fall eines notwendigen Transports in ein Krankenhaus wird mit Hilfe digitaler Dokumentation und Übertragung der Versorgungskapazitäten das jeweilige Krankenhaus ausgewählt (Bundesministerium für Gesundheit 2019).

Bundesminister Jens Spahn äußerte sich zur Reform der Notfallversorgung: „Die Güte eines Gesundheitssystems zeigt sich vor allem im Notfall, wenn Menschen schnelle medizinische Hilfe benötigen. Wir wollen die Notfallversorgung neu organisieren, insbesondere mit gemeinsamen Notfallleitstellen der Länder, der Kommunen und der Kassenärztlichen Vereinigungen sowie mit integrierten Notfallzentren an Krankenhäusern. Das ist eine Reform, die an der Wurzel ansetzt und daher möglicherweise sogar eine Grundgesetzänderung nötig macht. Daher wollen wir in einem intensiven Dialog mit den Ländern unseren Vorschlag erörtern und weiter verbessern." (Bundesministerium für Gesundheit 2019).

INZ: Aktueller Forschungsstand und Stellungnahmen

Das methodische Vorgehen der Darstellung des aktuellen Forschungsstandes und Stellungnahmen zum Thema INZ zum Thema INZ basiert auf einer systematischen und einer orientierenden Literaturrecherche.

Die systematische Literaturrecherche findet in den Datenbanken der Bibliothek der Evangelischen Hochschule Nürnberg OPACPlus, SpringerLink und Google Scholar statt. Die Literatursuchmaschine OPACplus ist ein Discovery Service, welcher eine parallele Recherche innerhalb des gedruckten und digitalen Bestandes der Bibliothek der Evangelischen Hochschule Nürnberg sowie in zahlreichen Fachdatenbanken (u. a. Medline, CINAHL, Cochrane Library) und freien wissenschaftlichen Internetquellen ermöglicht. Die Suchbegriffe „Integrierte Notfallzentren", „Notfallversorgungsstrukturen", „Entwicklung der Notaufnahmen" und „Notaufnahme" werden verwendet. Außerdem wird im Rahmen einer orientierenden Literaturrecherche auf den Seiten der verschiedenen Fachgesellschaften nach Stellungnahmen zum Thema INZ recherchiert. Die ausgewählten Erscheinungsjahre der Literatur und der Stellungnahmen werden auf die Jahre 2015 bis 2019 begrenzt, um die Aktualität der Veränderungen in der Notfallversorgung zu gewährleisten. Englischsprachige Literatur wurde ausgeschlossen, da der Begriff INZ für Integrierte Notfallzentren nicht identisch in anderen Ländern verwendet wird und die Gesundheitssysteme nur schwer vergleichbar sind mit dem deutschen. Im Folgenden werden die Ergebnisse dieser Literaturrecherchen dargestellt.

R. Walk und S. Schuster, *Integrierte Notfallzentren (INZ) als neue Struktur der Notfallversorgung*, essentials, https://doi.org/10.1007/978-3-658-32318-9_6

6.1   Versorgungsablauf

ILS (Integrierte Leitstelle) und INZ (Integrierte Norfallzentren) sollen künftig dafür sorgen, dass Patienten in dem Versorgungsbereich behandelt werden, der für ihre Erkrankung/Situation geeignet ist (Korzilius 2018, S. 514). Ziel muss es sein, dass eine qualitative medizinische Notfallversorgung erreicht wird und nicht, dass der Patient lobbygeführt in eine Versorgungsstufe verwiesen wird (Brokmann et al. 2019, S. 266). Die Versorgung sollte weiterhin so ablaufen, dass Patienten als ersten Ansprechpartner den niedergelassenen Arzt innerhalb der Öffnungs-zeiten aufsuchen. Die niedergelassenen Ärzte leiten schwere Fälle, die nicht bei ihnen versorgt werden können, in die Notaufnahme des Krankenhauses und von nun an zum INZ weiter. Außerdem kann die ILS falls notwendig den Rettungs-dienst mit dem Patienten in das INZ disponieren und mit Patienten telefonisch kurzfristige Termine im INZ vereinbaren (Sachverständigenrat 2018, S. 585).

Das INZ soll durch einen Tresen als zentrale Anlaufstelle für alle Fußgänger und den Rettungsdienst mit unkritischen Patienten genutzt werden. Dort findet eine Triage statt, die die Dringlichkeit und den Bedarf der Behandlung ermittelt. Nach der Triage sollen die Patienten in die für sie bedarfsgerechte Versorgung ver-mittelt werden. Die kritischen Patienten beziehungsweise die Patienten, bei denen die Behandlung direkt erfolgen muss, bilden dabei die Ausnahme und werden sofort in der Notaufnahme vorgestellt und voraussichtlich stationär aufgenommen. Patienten, bei denen nach der Triage eine rein ambulante Behandlung erfolgen soll, können im INZ von dem diensthabenden ÄBD versorgt werden. Außerdem können Patienten zur Untersuchung in die Notaufnahme und einer eventuell nach-folgenden notwendigen stationären Behandlung oder zu einer späteren Versorgung zum niedergelassenen Arzt vom INZ aus weitergeleitet werden. Wenn während der Behandlung im entsprechenden Versorgungsbereich festgestellt wird, dass der Patient einen anderen Versorgungspfad benötigt, kann dies individuell angepasst werden.

Ziel diesen Modells ist es Patienten in ambulante oder stationäre Versorgungs-pfade einzuteilen (Sachverständigenrat 2018, S. 585).

6.2   Etablierung

Die Etablierung der INZ anhand des gestuften Notfallsystems (siehe Abschn. 3.3) würde es ermöglichen, den Patienten entweder direkt im INZ zu versorgen, in die Notaufnahme weiterzuleiten oder, wenn notwendig, in die nächst höhere Not-fallstufe zu verlegen. Außerdem könnten INZ die ambulante Notfallversorgung

ergänzen, in dem sie in Ballungsgebieten an Kliniken der Stufe 2 (erweiterte) und
Stufe 3 (umfassende Notfallversorgung) angegliedert werden würden (Sachverständigenrat 2018, S. 587). Laut SVR könnte der ÄBD zusätzlich durch Fachärzte
für Kinder- und Jugendmedizin und Augenheilkunde ergänzt werden.
Das Dispensierrecht und das Verordnungsrecht aller im INZ ansässigen Ärzte
könnte dazu beitragen, dass Patienten den Bereitschaftsarzt, nachdem sie in der
Notaufnahme vorstellig waren, nicht zusätzlich aufsuchen müssen, um ein Rezept
zu erhalten (Sachverständigenrat 2018, S. 588).
Eine wichtige Frage, die gestellt werden muss, ist wie viele INZ es geben soll?
Die Planungskompetenz der INZ liegt in den Händen der Länder (Mau 2019a,
S. 492). Bundesländer sollen entscheiden, wer ein INZ eröffnen darf. Entweder
die Länder übernehmen selbst die Planung oder beauftragen das gemeinsame
Landesgremium nach § 90a SGB V (Mau 2019b, S. 494). Das gemeinsame
Landesgremium kann laut Gesetz Empfehlungen zu einer sektorenübergreifenden
Notfallversorgung abgeben. Voraussetzungen sind eine Planung auf wissentschaft-
licher Grundlage und die Einhaltung der notwendigen Strukturen für INZ, die der
G-BA festlegen sollte, laut Schreyögg (Mau 2019b, S. 494). GKV-Mann Leber
sagt in diesem Zusammenhang: „Ich wünsche mir bundespolitische Algorithmen
für die INZ-Planung. Sonst wird in den Ländern nur an ausgewählten Kliniken und in anderen Ländern an allen Krankenhäusern ein INZ geplant." (Mau
2019a, S. 492). Die DKG fordert keine „flächendeckenden Vorgaben", sondern
eine „regionale Ausgestaltung in kooperativer Form vor Ort" (Mau 2019a, S. 492).

6.3 Bedarfsplanung und Organisation

Die Bedarfsplanung und Organisation des INZ sollte sektorenübergreifend durchgeführt werden. Die Gesamtplanung der Notfallversorgung sollte auf Landesebene
erfolgen. Eine gestufte Planung der Notfallversorgung und der INZ, wie oben
beschrieben, ist notwendig, damit eine Versorgung umfassend auch in ländlichen Gebieten sichergestellt werden kann (Sachverständigenrat 2018, S. 589).
Die Stufen des INZ sollten wie die Notfallstufen durch den G-BA definiert
werden. Über überarbeitete Landesgremien (§ 90a SBG V) oder die Länder
sollte die eigentliche Planung stattfinden. Es wäre aber auch möglich, dass die
Länder die INZ-Standorte nicht auswählen, sondern Ausschreibungen formulie-
ren, dabei wären insbesondere Fallzahl, Strukturqualität und die räumliche Lage
von Bedeutung. Krankenhäuser an denen kein INZ errichtet wird, sind von der
Notfallversorgung zukünftig ausgeschlossen. Somit sollten Landesgremien unter
Aufsicht des jeweiligen Bundeslandes dazu befugt werden Notfallstandorte zu

schließen. Eine andere Möglichkeit wäre, dass Krankenhäuser ohne ein INZ ambulante Notfälle nicht abrechnen könnten. Diese könnten aber durch andere Schwerpunktsetzungen mit anderen Krankenhäusern und deren INZ kooperieren. Falls im Landesgremium kein Konsens über eine Entscheidung möglich ist, sollte die Möglichkeit von Ersatzvornahmen durch die Bundesländer bestehen (Sachverständigenrat 2018, S. 589).

Eine gemeinsame Trägerschaft und Betrieb des INZ durch KV und Krankenhaus ist zu empfehlen. Dadurch verfügen beide nicht über ein alleiniges Weisungsrecht (Sachverständigenrat 2018, S. 590).

Die Entscheidung am „Tresen" erfolgt durch einen Arzt, der Erfahrungen in der ambulanten Notfallversorgung vorweisen kann und weisungsunabhängig vom Krankenhaus. Um Ärzte für das INZ zu gewinnen, sollten die ÄBD im INZ zentral eingebunden werden und verschiedene Schicht- und Arbeitszeitmodelle zur Verfügung stehen (Sachverständigenrat 2018, S. 590).

Die Ausgestaltung der INZ sollte variabel sein, sodass die Integration von bereits etablierten Portal- beziehungsweise Anlaufpraxen ermöglicht werden kann. Eine virtuelle Organisationseinheit durch eine Gesellschaft der KV und des Krankenhauses könnte Leistungen einkaufen, die der ÄBD und die Notaufnahme durchführen oder mit Hilfe von Verträgen die personelle Situation sicherstellen. Somit würde der „Tresen" als operationelles Geschäft des INZ gelten und es sich nur um eine Weiterentwicklung der Portalpraxen handeln (Sachverständigenrat 2018, S. 590). Die andere Möglichkeit wäre, dass der ÄBD und die ZNA im INZ weitestgehend integriert werden und separat Ärzte im INZ eingestellt werden. Dann würden die Leistungen direkt durch das INZ abgedeckt werden und „[…] eine Art verbindliche Umsetzung einer sektorenübergreifenden integrierten Versorgung für die Notfallversorgung im INZ" das Leitbild darstellen (Sachverständigenrat 2018, S. 590).

6.4   Qualitätsanforderungen an Personal und Ausstattung

Damit die vorgegebenen Zeiten in der Notfallversorgung eingehalten werden können, wird eine angemessene pflegerische Personalbesetzung benötigt (Pin et al. 2018, S. 493). In einer Stellungnahme der DGIIN (Deutsche Gesellschaft für Internistische Intensivmedizin und Notfallmedizin) heißt es, dass Notaufnahmen und INZ pflegesensible Bereiche darstellen und in diesen adäquate Personalbemessungsmodelle umgesetzt werden müssen (Karagiannidis et al. 2018, S. 198). Nach aktuellem Stand gehören Notaufnahmen nicht zu diesen Bereichen, sondern beispielsweise die Intensivmedizin, Geriatrie und Neurologie Schlaganfalleinheit (Bundesministerium für Gesundheit 2020).

Außerdem ist es erforderlich, dass innerhalb dieser Zeiten eine für die Behandlung kompetente ärztliche Versorgung begonnen wird. Somit muss auch ausreichend und qualifiziertes ärztliches Personal vor Ort sein (Pin et al. 2018, S. 493). Die Qualifizierung beziehungsweise Weiterbildung des ärztlichen Personals für die Notfallmedizin sollte einheitlich gestaltet werden. Es sollte ein Basiskurs „ärztlicher Notdienst" etabliert werden, den die jeweilig zuständige KV finanzieren muss. Außerdem sollte abhängig von dem Fallspektrum der Bereitschaftspraxen Versorgungspfade und Algorithmen für die Patientensteuerung entwickelt, überprüft und evaluiert werden (Sachverständigenrat 2018, S. 593).

Allgemeinmediziner, Unfallchirurgen, Neurologen und Internisten sollten verpflichtet werden in einer ZNA für mindestens sechs Monate eingesetzt zu werden, damit sie neben dem Erwerb von notfallmedizinscher Erfahrungen „[…] von einem interdisziplinären, sektorenübergreifenden Austausch profitieren." (Sachverständigenrat 2018, S. 594).

Eine weitere ungeklärte Frage ist, welche Qualitätsanforderungen in INZ vorherrschen müssen. Eindeutig ist nur, dass die niedergelassenen Ärzte Nachweise in der Notfallmedizin vorweisen müssen, dass ein Elektrokardiogramm (EKG), Röntgen und Labor vor Ort sind, so der Präsident des Verbandes der Leitenden Krankenhausärzte Deutschlands (Mau 2019a, S. 493). Außerdem könnten Betten für kurzstationäre Patienten bereitgestellt werden, damit diese nicht vollstationär aufgenommen werden müssen (Augurzky et al. 2017, S. 9).

Darüber hinaus fordert die Arbeitsgemeinschaft Kommunaler Großkrankenhäuser, dass die Einweisungen über ein INZ nicht mehr durch den medizinischen Dienst der Krankenversicherung auf primäre Fehlbelegung überprüft werden sollen, da die Verantwortung nicht mehr den Krankenhäusern übertragen ist (Mau 2019a, S. 493).

6.5 Digitalisierung

Die Digitalisierung im Bereich der Notfallversorgung ist essenziell. Patientendaten innerhalb eines INZ sind für alle Beteiligten wichtig und sollten daher jederzeit transparent sein. Nicht nur innerhalb des INZ, sondern auch sektorenübergreifend sollten die ILS, der Rettungsdienst, ärztlicher Hausbesuchsdienst und Palliative-Care-Teams Schnittstellen aufweisen, damit Daten besser ausgetauscht werden können. Die Daten sollten einheitlich eingegeben und gespeichert werden um dies auch im Anschluss evaluieren und optimieren zu können (Sachverständigenrat 2018, S. 596). Eine telemedizinische Zusammenarbeit zwischen Notfallsanitäter und Facharzt in der Notaufnahme wäre möglich, damit der Notfallsanitäter unter Supervision dem Patienten beispielsweise vor Ort ein Medikament verabreichen kann (Sachverständigenrat 2018, S. 595). Ob der Patient in einem INZ oder beim niedergelassenen Arzt versorgt werden muss, sollte der Rettungsdienst entscheiden können und einen entsprechenden Transport durchführen. Dabei können Partnerpraxen über den Interdisziplinären Versorgungsnachweis (IVENA) freie Zeitfenster für Notfälle angeben (Sachverständigenrat 2018, S. 595).

6.6   Vergütung und Finanzierung

Die Vergütung des INZ sollte aus jeweils einer Grundpauschale und einer Pauschale pro Fall bestehen. Dabei soll die Grundpauschale die Vorhaltekosten decken und abhängig von der Stufe des INZ, sowie den daraus resultierenden Kapazitäten und Ausstattung, niedriger oder höher ausfallen. Diese Pauschale soll dabei unabhängig von der behandelten Patientenanzahl sein. Die Vergütung pro Fall sollte unabhängig von der Fallschwere finanziert werden. Dabei soll sich die Vergütung nur in Bezug auf ambulante und stationäre Versorgung unterscheiden. Die Höhe der Vergütung der Beobachtung/Versorgung eines Patienten sollte nicht vom Ort dieser Leistungserbringung abhängig sein. Die dargestellte Vergütung wird durch die GKV und die PKV direkt an das INZ bezahlt. Das INZ ist somit eine neu entwickelte organisatorische Einheit, die eigenständig wirtschaftlich agieren soll (Sachverständigenrat 2018, S. 591). Im Binnenverhältnis finanziert das INZ die Leistungen der Notaufnahme und des ÄBD. Dies sollte dazu beitragen, dass alle drei Akteure die Patientenversorgung gemeinsam organisieren (Sachverständigenrat 2018, S. 591).

„Die Vergütung der INZs sollte über einen extrabudgetären Finanzierungstopf erfolgen, der durch eine Bereinigung sowohl der morbiditätsbedingten Gesamtvergütung als auch der Klinikbudgets (z. B. durch den Wegfall pseudostationärer Fälle) refinanziert wird." (Sachverständigenrat 2018, S. 591). Die oben genannte Grundpauschale und Pauschale pro Fall stellen die Gesamtvergütung des INZ dar, die allein aus dem Finanzierungstopf abgedeckt werden soll. Das KHSG hat Zuschläge für die Notfallversorgung festgelegt, die ähnlich wie die Vergütung des INZ finanziert werden. Die Zuschläge werden gestaffelt nach Größe und Ausstattung der geleisteten Notfallversorgung. Der SVR beschreibt, dass die Vergütung der INZ weitergeht, da sie losgelöst von der ambulanten und stationären

Versorgung ablaufen würde. Die sektorenübergreifende Vergütung orientiert sich an den integrierten organisatorischen Strukturen, womit sie Synergien schaffen, die der Patientenversorgung dienen. All diese Punkte sollen dazu beitragen, dass der Leitgedanke von Transparenz in der Vergütung und dem Schaffen von Anreizen für eine optimale Patientenversorgung erfüllt wird (Sachverständigenrat 2018, S. 591).

Die ambulante und stationäre Versorgung muss eine wirtschaftliche Einheit bilden, sonst kommen Schwierigkeiten auf, laut Schreyögg (Mau 2019b, S. 494). Eine Aufnahme in einem „Notfallzentren-Plan" kann Forderungen auf die Finanzierung von Vorhaltekosten mit sich bringen (Augurzky et al. 2017, S. 8). Die Vorhaltekosten könnten abhängig von der Notfallstufe gestaffelt werden. Außerdem sollten die einzelnen Notfallstufen verschiedene Anforderungen an Struktur und Prozess aufweisen (Augurzky et al. 2017, S. 8). Die Finanzierung eines Notfallzentrums muss kostendeckend sein. Bei Patienten, die nachfolgend in einem Krankenhaus stationär aufgenommen werden, müssen die im INZ erbrachten Leistungen pauschal, prozentual oder über Hybrid-DRGs (Diagnosis Related Groups) abgerechnet werden. Dabei sollten Hybrid-DRGs so berechnet werden, dass kein finanzieller Anreiz entsteht, sondern ein Anreiz für Effizienz in der Leistungserbringung. Die Betten für kurzstationäre Patienten könnten sich positiv auswirken, da es möglich ist, dass der Erlös dabei höher ist, als wenn der Patient länger stationär aufgenommen werden würde (Augurzky et al. 2017, S. 9).

Darüber hinaus sollte die Abrechnung des Rettungsdienstes von einer reinen Transportleistung zu einer Abrechnung der medizinischen Leistung verändert werden. Die Vorhaltekosten sollten aufgrund der Daseinsvorsorge der Staat aus Steuermitteln finanzieren und die Betriebskosten sollten die Krankenkassen übernehmen (Sachverständigenrat 2018, S. 594).

6.7 Ersteinschätzung

Die Triagierung durch einen Arzt kann die Wartezeiten, Wiedervorstellungen, stationäre Aufnahmen und Sterberaten reduzieren. Außerdem bringt die Einschätzung durch den Arzt den Vorteil, dass der Patient direkt an den niedergelassenen Arzt weitergeschickt werden kann. Die Triage im INZ durch den Arzt/Generalisten, das Vorhandensein von standardisierten Abfragen und Algorithmen durch die der Patient einem bestimmten Versorgungspfad zugeordnet wird, können die rechtliche Sicherheit beim Zuordnen der Patienten erhöhen. Bei geeigneter Qualifikation des nicht-ärztlichen Personals der Gesundheitsfachberufe kann die Triage an dieses delegiert werden solang ärztliche Expertise jederzeit hinzugezogen werden kann. Diese Punkte sind notwendig, damit das INZ als Institution der Notfallversorgung angesehen wird und nicht für die Regelversorgung von Patienten ausgenutzt wird (Sachverständigenrat 2018, S. 587). In ZNA, KV-Praxis und INZ ist mit einem höheren Anteil von Patienten mit bedrohlichen Erkrankungen zu rechnen als in Arztpraxen (Pin et al. 2018, S. 492). Eine strukturierte validierte Ersteinschätzung des Patienten ist daher in diesen Bereichen unerlässlich. Durch die medizinische Ersteinschätzung kann die Behandlung des Patienten in die Notaufnahmen, KV-Praxis oder innerhalb des INZ gesteuert werden (Pin et al. 2018, S. 492). Die Ersttriage muss innerhalb der ersten zehn Minuten nach Ankunft des Patienten erfolgen. Die Wartezeiten und der Erstkontakt mit dem Arzt müssen je nach Triagesystem beachtet und dokumentiert werden (Pin et al. 2018, S. 493). Herausforderungen sind bei der Triage „am gemeinsamen Tresen" die Dringlichkeitseinschätzung und die Entscheidung darüber zu welchem Versorgungsort der Patient zugewiesen wird (Klinger und Dormann 2019, S. 594). Die Patienten müssen durch ein validiertes Triagesystem nach der angepassten 3-R-Regel – richtiger Patient, zum richtigen Zeitpunkt zum richtigem Ort gesteuert werden (Klinger und Dormann 2019, S. 596). Die Möglichkeit zur Einschätzung und Zuteilung zum geeignetem Versorgungsort könnte das Manchester-Triage-System (MTS) darstellen. Dabei könnten alle Notfallpatienten aus den drei hohen Dringlichkeitsstufen (rot, orange, gelb) in der ZNA versorgt werden und Patienten, die den unteren Dringlichkeitsstufen zugeordnet werden (grün, blau) zur Bereitschaftspraxis verwiesen werden (siehe Abb. 6.1).

Dabei ist darauf zu achten, ob die Bereitschaftspraxis über die entsprechenden Ressourcen für den Patienten verfügen (Klinger und Dormann 2019, S. 596). Beispielsweise bei Verdacht auf eine Fraktur muss der Patient geröntgt werden, das nicht immer in einer KV-Praxis möglich ist. Oder ein Patient bedarf einer stationären Aufnahme, obwohl seine Behandlung nicht dringlich ist (Pin et al. 2018, S. 493).

Auch eine Verwendung eines angepassten Emergency Severity Index (ESI) ist denkbar. Dabei würden alle Hochrisikopatienten des Index 1 bis 3 in die ZNA geleitet werden und die Niedrigrisikopatienten mit Index 4 und 5 nach Ressourcenprüfung dem KV-Arzt vorgestellt werden. Beide Triagesysteme bieten daher die Möglichkeit zur optimalen Patientensteuerung (Klinger und Dormann 2019, S. 596).

Eine andere Möglichkeit könnte das strukturierte medizinische Ersteinschätzungsverfahren für Deutschland (SmED) bieten, welches eine Übertragung des Swiss Medical Assessment System (SMASS) darstellt. Hierzu sind die Meinungen heterogen. SmED wurde als Software entwickelt, die nichtärztlichem Personal eine „(…) schnelle und sichere Einschätzung" bieten soll (Graf von Stillfried et al. 2019, S. 583). Die Software besteht aus zwei Dimensionen – den Dringlichkeitsstufen und den Versorgungsebenen. Bei den Dringlichkeitsstufen ist die höchste „Notfall" und die niedrigste Stufe, in der ein Patient eingeschätzt wird „ärztliche Behandlung nicht binnen 24h erforderlich". Die Versorgungsebenen beinhalten Rettungsdienst, Notaufnahme, Bereitschaftsdienst und „ärztliche Telekonsultation" (Graf von Stillfried et al. 2019, S. 585). Die aktuell angedachte Implementierung der Umsetzung des SmED zur Umsetzung innerhalb der Notfallversorgung in Deutschland befindet sich momentan noch in einer Evaluation im Rahmen des vom Innovationsfonds geförderten DEMAND-Projekts (Graf von Stillfried et al. 2019, S. 586). Nach Ansicht von Notfallmedizinern ist eine Ersteinschätzung durch das SmED für das INZ nicht sinnvoll, da es sich eher auf Niedrigrisikopatienten fokussiert. Außerdem seien die Zeitintervalle nicht auf die Versorgung von dringlichen Patienten projizierbar (Klinger und Dormann 2019, S. 589–560). Die Bundesärztekammer vertritt die Meinung, dass das SmED als Grundlage für die Erststellung eines Ersteinschätzungsinstruments genutzt werden kann (Bundesärztekammer 2020, S. 7).

Zusammenfassend kann jedoch gesagt werden, dass eine Ersteinschätzung von Notfallpatienten im INZ, in der Notaufnahme, in der KV-Praxis und der Leitstelle nicht zu vereinheitlichen ist, da die Wahrscheinlichkeiten für dringende Beschwerdebilder different sind (Pin et al. 2018, S. 494).

6.8   Patientensteuerung

Als unterstützende Maßnahmen zur Patientensteuerung sollte Patienten ein Anreiz für den Erstkontakt mit der ILS geboten werden. Wenn Patienten sich als erstes bei der ILS vorstellen, sollten sie, wenn eine Behandlungsnotwendigkeit und Priorität vorliegen, einen Termin im nächstgelegenen INZ erhalten. Der Patient erhält somit den Termin und eine Reservierungsnummer durch die ILS. Für Hausbesuche des Patienten gilt das Gleiche. Außerdem sollte Patienten die Möglichkeit gegeben werden per Notfall-App die Wartezeit abzurufen. Die Notfall-App könnte so konfiguriert werden, sodass beispielsweise in lebensbedrohlichen Fällen der Standort des Patienten geortet werden kann und Notfallinformationen des Patienten abgerufen werden können (Sachverständigenrat 2018, S. 591). Wenn Patienten direkt ein INZ aufsuchen, ohne vorab mit der ILS Kontakt aufgenommen zu haben, erhalten sie erst nach den Patienten mit Termin und gleicher Dringlichkeit und wenn Kapazitäten vorliegen die notwendige Behandlung. Sollte diese Maßnahme nicht ausreichen, sodass die Patienten das INZ vermehrt aufsuchen, da sie dort eine rasche und umfassende Diagnostik und Behandlung erwarten, sollte eine Kontaktgebühr eingeführt werden. Diese Kontaktgebühr müssten dann alle bezahlen, die ohne vorherige Kontaktaufnahme mit der ILS, nach Kontaktaufnahme mit der ILS aber entgegen deren Einschätzung oder ohne Überweisung durch den niedergelassenen Arzt im INZ vorstellig werden (Sachverständigenrat 2018, S. 592).

Um die neuen Strukturen im Notfallsystem transparent zu gestalten, müssen Aufklärungskampagnen über die zentrale Notfallrufnummer und den Ablauf im neuen Notfallversorgungsystem organisiert und durchgeführt werden. Dies könnte laut SVR beispielsweise in Betrieben, mehrsprachig in sozialen Medien und im Fernsehen stattfinden (Sachverständigenrat 2018, S. 592).

In Zukunft können Notfallpatienten nur noch aufgenommen werden, wenn das Krankenhaus ein INZ betreibt. Somit soll die Anzahl an Krankenhäusern, die Notfallpatienten aufnehmen, zurück gehen. Dadurch steigt die Qualität in der Behandlung. Das bereits durch internationale Studien belegt wurde (Mau 2019b, S. 494).

6.9   Zusammenfassung

Der SVR fasst zusammen, dass durch die Patientensteuerung die Notfallpatienten in der passenden Versorgungsebene behandelt werden, wodurch die Versorgung qualitativ besser und effizienter abläuft und die Patienten- und Mitarbeiterzufriedenheit erhöht wird.

ILS und INZ bieten eine optimale Erreichbarkeit und bedarfsgerechte Patientensteuerung durch ein klares und transparentes gestuftes Versorgungskonzept (Sachverständigenrat 2018, S. 596). Mitarbeiter, die aufgrund der Abschaffung von Doppelstrukturen gewonnen werden, können im neuen Konzept eingesetzt werden, wodurch die Qualität erhöht werden kann, ohne den Ressourceneinsatz zu verändern. Durch das Abbauen von Fehlanreizen im Rettungsdienst und zwischen den Bereichen ambulant und stationär werden Gewinne erzielt, die in bestehende Strukturen investiert werden können. Die Konsolidierung aller Beteiligten in erreichbarer Nähe und die digitale Vernetzung aller führt erstmalig zu einer Transparenz der Kosten und der erbrachten Leistungen innerhalb der Notfallversorgung (Sachverständigenrat 2018, S. 597). „Die vorgeschlagene Struktur kann [...] eine bürgernähere, bedarfsgerechtere, qualitativ bessere und zugleich auch kosteneffektivere und transparentere Notfallversorgung ermöglichen." (Sachverständigenrat 2018, S. 597).

Die notwendigen Voraussetzungen für die Etablierung von INZ werden nachfolgend stichpunktartig zusammengefasst, sowie die zukünftige Notfallversorgung in einer Abbildung (siehe Abb. 6.1) visualisiert.

Voraussetzungen für die Etablierung von INZ (Sachverständigenrat 2018, S. 587–589)

- Örtliche Nähe
- Erweiterung der Öffnungszeiten des ÄBD auf 24/7
- Technische Zusammenführung (Rettungsdienst, ILS und INZ)
  - IT-gestützte Dokumentation auf die alle an der Notfallversorgung Beteiligten zugreifen können
  - einheitliches Triagesystem (MTS, ESI oder überarbeitetes SmED)
  - einheitliche Triagealgorithmen
  - einheitliche Versorgungspfade
- Triagierung durch erfahrenen Arzt/ Generalisten
  - Unterstützung durch nicht-ärztliches Personal
  - Möglichkeit der Delegation der Triage an qualifiziertes nicht-ärztliches Personal der Gesundheitsfachberufe
  - weisungsunabhängige Entscheidung
- Etablierung der INZ orientiert an Notfallstufen an ausgewählten Kliniken
  - Definition von Mindestvoraussetzungen
- Abklärung über Notwendigkeit einer stationären Behandlung

- o eigene Kurzliegerstation für das INZ
- o Krankenhäuser an denen ein INZ etabliert ist, müssen die stationäre Aufnahme aus dem INZ ständig ermöglichen können/ Kooperationsverträge mit anderen Krankenhäusern zur Aufnahme von Patienten besitzen
- • Besetzung des ÄBD hauptsächlich durch Generalisten
  - o mit Erfahrung in allgemeiner Patientenversorgung und Notaufnahme
  - o in Zukunft Möglichkeit der Anstellung von Vollzeitkräften über KV
  - o Dispensierrecht für Notfallsortiment
  - o alle Ärzte im INZ sollten gleiche Verordnungsrecht/-Möglichkeiten vorweisen
- • Evaluationsstudien der INZ Implementierung
  - o Untersuchung auf Praktikabilität, Akzeptanz, Qualität, Kosteneffektivität

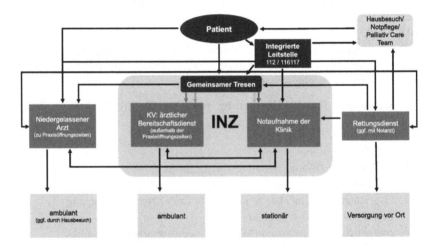

Zielkonzept der Notfallversorgung mit INZ. (Legende: Patienten in verschiedenen Dringlichkeitsstufen: **Rot = Stufe 1, Orange – Stufe 2, Gelb – Stufe 3, Grün – Stufe 4, Blau – Stufe 5**). (Eigene Darstellung in Anlehnung an Augurzky et al. 2017, S. 8; Klinger und Dormann 2019, S. 595; Pin et al. 2018, S. 493; Sachverständigenrat 2018, S. 586)

6.10   Stellungnahmen

Die Meinungen/Stellungnahmen/Positionspapiere bezüglich des Themas INZ der
verschiedenen Akteure und Fachgesellschaften unterscheiden sich bezüglich eini-
ger Punkte. Eine Tabelle im Anhang (siehe Anhang 2) stellt die Meinungen
der Bayrischen Landesärztekammer (BLÄK), Deutsche Gesellschaft Interdisziplinäre Notfall- und Akutmedizin e. V. (DGINA), Deutsche interdisziplinäre
Vereinigung für Intensiv- und Notfallmedizin e. V. (DIVI), Deutsche Gesellschaft für Internistische Intensivmedizin und Notfallmedizin (DGIIN), Deutsche
Gesellschaft für Neurologie e. V. (DGN), Deutsche Krankenhausgesellschaft
e. V. (DKG), Kassenärztliche Bundesvereinigung (KBV), Marburger Bund (MB),
GKV-Spitzenverband (GKV-SV) und dem Verband der Ersatzkassen e. V. (vdek)
dar. In dieser Arbeit wird nicht darauf eingegangen mit welcher Intention oder
Motivation die jeweiligen Fachgesellschaften sich zu diesem Thema positioniert
haben, sondern es wird nur deren Inhalt dargestellt.

Die BLÄK kritisiert den Vorschlag der Etablierung von INZ, da dieser eine
Eröffnung einer neuen Versorgungsebene bedeuten würde, ohne das Versorgungs-
bedarf festgestellt wird. Außerdem würde dies mehr Druck auf die Ärzteschaft
bedeuten (Nedbal 2019, S. 554).

Zusammenfassend beschreiben die DGINA und die DIVI einige Empfehlungen und Forderungen, die für die Personalqualifikation und die Struktur innerhalb
des INZ vorliegen sollten. Die Notfallversorgungsstrukturen der KV müssen verändert und neustrukturiert werden. Laut den beiden Fachgesellschaften ist das
entwickelte System der SmED aktuell noch ungeeignet, um die Patienten am
gemeinsamen Tresen zu triagieren und in die für ihre Situation/Erkrankung geeignete Versorgungsebene weiterzuleiten. Es bedarf an strukturellen und personellen
Voraussetzungen für den „gemeinsamen Tresen", die noch definiert werden müssen (Dodt et al. 2019, S. 1). Außerdem ist ein barrierefreier Datenaustausch
zwischen den beteiligten Bereichen und eine 24/7/365 Verfügbarkeit einer vertragsärztlichen Notfallversorgung notwendig. Patienten können nur in den KV-Bereich
weitergeleitet werden, wenn eine Ersteinschätzung stattgefunden hat und dabei
die Behandlungsdringlichkeit berücksichtigt wurde. Zu den personellen Voraussetzungen innerhalb der vertragsärztlichen Notfallversorgung gehört die ärztliche
Qualifikation. Ärzte sollen mindestens einen Facharzt in Allgemeinmedizin und
Erfahrungen in der Notfallmedizin in einer Notaufnahme vorweisen. Außerdem müssen sie die Versorgung von kleinen Verletzungen und oberflächlichen
Wunden gewährleisten können. Hinzu kommt noch das Vorweisen von „Basis-
kenntnisse in der Notfallsonographie von Abdomen, Gefäßen, Bewegungsapparat

und Herz" und Fachkunde im Strahlenschutz (Dodt et al. 2019, S. 2). Das medizinische Assistenzpersonal sollte mindestens eine Ausbildung zur medizinischen Fachangestellten haben und bereits Behandlungserfahrungen von Akut- und Notfallpatienten gemacht haben. Unter strukturellen Voraussetzungen innerhalb der Notfallversorgung ist zu verstehen, dass Notfalllabor, Röntgen, EKG und Sonographie vorhanden sind beziehungsweise genutzt werden können (Dodt et al. 2019, S. 2).

Die DGIIN schlägt eine Ersteinschätzung durch speziell geschulte Pflegekräfte oder medizinische Fachangestellte vor, wobei ein Notfallmediziner aus dem INZ oder der ZNA jederzeit hinzugezogen werden kann (Riessen 2017).

Aus der neurologischen Perspektive der DGN werden Forderungen gestellt, die sich mit der Ersteinschätzung von Patienten und dem Schaffen von Strukturen für zeitkritische Patienten befassen (Utzt 2017, S. 67).

Laut DKG stellen INZ keine Lösung für das vorherrschende Problem in der Notfallversorgung dar. Es bedeutet nur einen hohen Aufwand für die Bürokratie während die Versorgung nicht verbessert wird. Eine „Weiterentwicklung und Vertiefung des Kooperationsmodells mit der grundlegenden Ausrichtung auf Krankenhäuser als Zentren der ambulanten Notfallversorgung" wäre ihrer Meinung nach, eine bessere Lösung (Deutsche Krankenhausgesellschaft 2019, S. 362).

KBV und MB haben „Gütekriterien für eine gemeinsame Anlaufstelle in der Notfallversorgung" definiert (Marburger Bund und Kassenärztliche Bundesvereinigung 2019, S. 1). Das Ziel gemeinsamer Anlaufstellen ist eine intersektorale Zusammenarbeit vertragsärztlicher und stationärer Notfallversorgung. Generell soll das Prinzip ambulant vor stationär gelten. Außerdem müssen notwendige Rahmenbedingungen geschaffen werden, damit die Versorgung zielgerichtet ablaufen kann und Personalressourcen (vertragsärztlich und stationär) optimal eingesetzt werden (Marburger Bund und Kassenärztliche Bundesvereinigung 2019, S. 1). Der „gemeinsame Tresen" soll durch KV-Arzt und Arzt des Krankenhauses geführt werden. Für den Patienten muss die zentrale Anlaufstelle deutlich gekennzeichnet werden und einen barrierefreien Zugang aufweisen. Die strukturierte Ersteinschätzung und Zuteilung zur Versorgungsebene müssen durch geschultes, erfahrenes medizinisches Personal 24/7 stattfinden. Ebenso beschreiben MB und KBV, dass bei Fragen zur Ersteinschätzung jederzeit ein Arzt hinzugezogen werden können sollte. Außerdem muss ambulant und stationär klar räumlich getrennt werden, dennoch in unmittelbarer Nähe zueinander sein, damit Patienten, wenn notwendig die Versorgungsebene schnell wechseln können (Marburger Bund und Kassenärztliche Bundesvereinigung 2019, S. 2). Laut MB und KBV muss die vertragsärztliche Versorgung entweder selbst eine gewisse Ausstattung

(EKG, Labor, …) vorhalten oder sie in Kooperation mit dem Krankenhaus nutzen können. Wichtig ist dabei, dass die Versorgung in der Anlaufstelle die reguläre Versorgung der Vertragsarztpraxen ergänzen und keinesfalls ersetzen soll. Ziel ist es, dass die Behandlung, wenn möglich abgeschlossen wird, eine Weiterleitung in die Vertragsarztpraxis erfolgt und die Notaufnahmen entlastet werden. Die Anlaufstellen sind nicht dafür da, Patienten arbeitsunfähig zu schreiben oder Arzneimittel langfristig zu verordnen, so MB und KBV (Marburger Bund und Kassenärztliche Bundesvereinigung 2019, S. 3). Eine sektorenübergreifende Zusammenarbeit und Kooperation aller Beteiligten müssen gut organisiert werden und in einem Kooperationsvertrag niedergeschrieben werden. Beispielsweise müssen Zuständigkeiten definiert werden, Personal- und Finanzregeln vorliegen, gemeinsame Qualitätssicherung stattfinden, Konsile sektorenübergreifend ermöglicht werden und Ressourcen gemeinsam genutzt werden (Marburger Bund und Kassenärztliche Bundesvereinigung 2019, S. 3). Außerdem müssen Kriterien für die Standortbestimmung definiert werden. Und das Personal muss über bestimmte Qualifikationen verfügen. Außerdem sollte in ganz Deutschland der interdisziplinäre Versorgungsnachweis beispielsweise über IVENA flächendeckend eingeführt werden, damit freie Kapazitäten in Diagnostik und stationären Versorgung besser genutzt werden können, so der MB und die KBV (Marburger Bund und Kassenärztliche Bundesvereinigung 2019, S. 4).

Der GKV-SV spricht sich dafür aus, dass nur der „gemeinsame Tresen" etabliert werden soll ohne, dass INZ eröffnet werden. Allein die Zuordnung der Patienten zur richtigen Versorgungsebene könnte Fehlanreize für überflüssige Krankenhauseinweisungen vermeiden (Stoff-Ahnis et al. 2019, S. 36).

Laut des vdek dienen INZ einer schnelleren und besseren Versorgung. Dafür sei die Schaffung von bundesweit einheitlichen Notfallstrukturen essentiell (Gottfried 2018, S. 1).

Alle Pressemitelungen der verschiedenen Fachgesellschaften haben gemeinsam, dass generell die Etablierung von zentralen Anlaufstellen (wie beispielsweise durch die INZ) als wichtig angesehen wird. Diese zentralen Anlaufstellen können zur Problemlösung beitragen. Uneinigkeit herrscht darüber, ob ein KV-Arzt oder ein Arzt des Krankenhauses das INZ leiten soll. Generell als Forderungen werden genannt, dass Rahmenbedingungen, wie beispielsweise eine strukturierte Ersteinschätzung durchgeführt werden muss und gesetzliche Grundlagen vorliegen müssen.

6.11   Weiterführende Forschung

In einer noch unveröffentlichten Masterarbeit von Walk & Schuster (2020) an der Evangelischen Hochschule Nürnberg wird das Thema ‚Integrierte Notfallzentren als Lösung der Patientensteuerung' untersucht. Diese Arbeit hat sich mit den Fragen beschäftigt, ob Integrierte Notfallzentren als Lösung der Patientensteuerung genutzt werden können und welche personellen und strukturellen Voraussetzungen dafür erfüllt werden müssen. Bei der Arbeit handelt es sich um eine literaturgestützte empirische Primärdatenerhebung. Eine systematische Literaturrecherche bildet die Grundlage für die weiterführende empirische Forschung. Die Datenerhebung fand durch eine quantitative Befragung in Form einer Online-Umfrage statt. Die Online-Umfrage wurde an alle ärztlichen und pflegerischen Notaufnahme-Leitungen in Bayern adressiert. Insgesamt haben 331 Notaufnahme-Leitungen eine Einladung zur Online-Umfrage erhalten. Die Datenauswertung fand mit dem Statistikprogramm SPSS statt.

107 Notaufnahme-Leitungen haben die Online-Umfrage beantwortet und vollständig abgeschlossen. Die Teilnehmer setzten sich aus 57 ärztlichen Leitungen und 50 pflegerischen Leitungen zusammen. Die absolute Mehrheit der Teilnehmer hat die Zusammenarbeit aller Beteiligten, eine validierte Ersteinschätzung, angemessene Personalbemessungsmodelle sowie die transparente Gestaltung als wichtige Voraussetzungen für die Etablierung von Integrierten Notfallzentren ausgewählt. Integrierte Notfallzentren werden von mehr als 80 % der Teilnehmer als sinnvoll erachtet.

Aktueller gesetzlicher Stand

Am 10. Januar 2020
veröffentlichte das BMG ein Gesetz zur Reform der Notfallversorgung auf ihrer Internetseite. Der Unterschied zwischen dieser Veröffentlichung zu der vom 22. Juli 2019 ist, dass es sich um einen Referentenentwurf – Entwurf eines Gesetzes zur Reform der Notfallversorgung handelt. Hier werden die einzelnen Punkte, die bereits im Jahr 2019 erwähnt wurden (siehe Abschn. 5.3), detaillierter dargestellt.Ziel ist es, dass das Gesetz bis Ende 2020 verabschiedet wird und danach der G-BA die Einzelheiten regelt (Bundesministerium für Gesundheit 2020a). Der Referentenentwurf beinhaltet die effektive und effiziente Gestaltung der Notfallversorgung durch die GNL, INZ und den Rettungsdienst als Leistungsbereich der gesetzlichen Krankenversicherung. Das Gesetz legt fest, dass INZ an bestimmten Krankenhausstandorten etabliert werden, wo sie jederzeit zugänglich sind. Die Patienten sollen INZ als erste Anlaufstelle bei einem Notfall wahrnehmen. Das INZ führt eine „qualifizierte und standardisierte Ersteinschätzung des Versorgungsbedarfs" und falls notwendig eine notdienstliche Versorgung durch. Außerdem veranlasst das INZ bei Bedarf eine stationäre Versorgung. Die KV und das Krankenhaus betreiben das INZ gemeinsam, während die Leitung der KV obliegt (Bundesministerium für Gesundheit 2020b, S. 2).Das Gesetz ist im SGB V, Artikel 1, achter Abschnitt § 123 Integrierte Notfallzentren niedergeschrieben. INZ werden räumlich und wirtschaftlich getrennt von der jeweiligen Einrichtung etabliert und betrieben. Die wirtschaftliche und organisatorische Ausgestaltung des INZ übernehmen die KV und das Krankenhaus gemeinsam. Außerdem klären sie die Umsetzung der Vorgaben, dass dieses als erste Anlaufstelle betrachtet wird und dass bisherige Strukturen wie beispielsweise Portalpraxen in INZ umgewandelt werden. Der G-BA „bestimmt […] bundesweit einheitliche bedarfsbezogene Planungsvorgaben zur Bestimmung der Anzahl und Standorte […]"

© Der/die Autor(en), exklusiv lizenziert durch Springer Fachmedien Wiesbaden Gmbh, ein Teil von Springer Nature 2020
R. Walk und S. Schuster, *Integrierte Notfallzentren (INZ) als neue Struktur der Notfallversorgung*, essentials, https://doi.org/10.1007/978-3-658-32318-9_7

der INZ (Bundesministerium für Gesundheit 2020b, S. 11). Außerdem bestimmt der G-BA „[…] einheitliche Vorgaben und Qualitätsforderungen zur Leistungserbringung […]." (Bundesministerium für Gesundheit 2020b, S. 12). Hier werden auch die personellen Voraussetzungen festgelegt. Die KBV, der GKV-SV und die DKG sind für die Vereinbarung der wirtschaftlichen Inhalte zuständig. Die Finanzierung wird durch eine Grundpauschale und je nach Schweregrad differenzierten Inanspruchnahme erfolgen. Die Krankenkassen müssen ihre Versicherten über das nächstgelegene INZ und die GNL informieren (Bundesministerium für Gesundheit 2020b, S. 12–13). Ziel des Gesetzes ist laut BMG, dass die sektorale Trennung zu einer integrierten Notfallversorgung entwickelt wird. Diese Verzahnung der drei Bereiche wird „[…] zu mehr Orientierung [der Patienten], zu kürzeren Wartezeiten, zu bedarfsgerechten und wirtschaftlichen Versorgung in der gebotenen Versorgungsstruktur sowie zu einem sinnvollen und effizienten Einsatz personeller und finanzieller Ressourcen und damit zu einer Verbesserung der Gesamtqualität der Notfallversorgung führen." (Bundesministerium für Gesundheit 2020b, S. 20–21). Die drei Bereiche sollen durch eine digitale Dokumentation verbunden werden. Diese trägt zur Übertragung erforderlicher Daten für die Weiterbehandlung und Versorgungskapazitäten von Rettungsmitteln in Echtzeit, ÄBD, INZ und Krankenhaus bei (Bundesministerium für Gesundheit 2020b, S. 14). Am 5. Oktober 2020 wurde auf der Homepage des Bundesministerium für Gesundheit veröffentlicht, dass die Reform der Notfallversorgung sich aufgrund aktueller Entwicklungen durch die Corona-Epidemie verzögert (Bundesministerium für Gesundheit 2020c).

Was Sie aus diesem *essential* mitnehmen können

- Überblick über den Aufbau der Notfallversorgung
- Gesetzliche Rahmenbedingungen
- Gründe für notwendige Veränderung der Notfallversorgung
- Konzept der Integrierten Notfallzentren

Anhang 1: Notfallversorgung im europäischen Vergleich

Themen / Land	Organisation und Finanzierung	Versorgungsbereiche	Patientensteuerung	Verfügbarkeit	sonstiges
– Deutschland	– Ambulante und stationäre Versorgung getrennt voneinander – Duales Krankenversicherungssystem durch Beiträge finanziert	– Rettungsdienst – KV-Dienst – Notaufnahme	– Rettungsleitstelle 112 bei akut, bedrohlichen Fällen – Rufnummer 116117 – Erstversorgung, bei Notwendigkeit stationäre NFV*	– 24/7 – Nachts, Wochenende, Feiertage – „Meistens" 24/7	– *In Planung:* – *Ausbau ILS (112 und 116117)* – *Aufbau INZ*
– Dänemark	– Gesundheitsversorgung wird über nationale Ebene zentral organisiert – Ärztliche Versorgung über Steuermittel	– Notfälle an Kliniken mit großen Notfallzentren – Fälle mit geringem Risiko in direkter Nähe/im NFZ** integrierten primärärztlichen NFV	– Telefonat mit Leitstelle (Call Centers: 112 bei Lebensgefahr, 1318 telefonische Beratung bei geringem Risiko) – Stationäre Aufnahme nur bei – Einlieferung mit Rettungswagen/Überweisung des General Practitioner (GP) – GP regelt Patientenzufluss vor dem NFZ	– 24/7	– Patienten sollen sich zuerst telefonisch melden, werden dann in den richtigen Bereich geleitet – Auf Online Plattform können Patienten medizinische Informationen speichern – Smartphone-App: aktuelle Informationen, Wartezeiten im NFZ

Themen / Land	Organisation und Finanzierung	Versorgungsbereiche	Patientensteuerung	Verfügbarkeit	sonstiges
– England	– National Health Service (NHS) über Steuergelder finanziert – Für Briten ist die Versorgung kostenfrei – Nur bei Medikamente Eigenanteil	– NFV in Emergency Departments (ED) – Primärärztliche NFV – Minor Injuries Unit (MIU) – Walk-In Centre (WIC) – Urgent Care Centre (UCC)	– Rufnummer 999 für lebensbedrohliche Situationen – Versorgung durch Fachärzte – Rufnummer 111 für nicht-lebensbedrohliche Situationen – Einstufung durch NHS Pathway (Anamnesepfad) – Weiterleitung an primärärztlichen Beratungsdienst oder Termin in Notfallpraxis/Hausbesuch durch GP	24/7 – Je nach Centre – MIU und WIC tagsüber – UCC 24/7	Website (NHS Choices): Information über bestimmte Erkrankungen, gesunde Lebensweise App (NHS now): Informationen (s.o), Notrufnummern – *In Planung:* – *Mehr UCC* – *„One-stop-front-door"/ „common front door" für eine gemeinsame Triage für ED und UCC*

Themen Land	Organisation und Finanzierung	Versorgungsbereiche	Patientensteuerung	Verfügbarkeit	sonstiges
– Frankreich	– Regional: Planung und Organisation der NFV und des ärztlichen Bereitschaftsdienstes – Versorgung über Sozialversicherungssystem mit staatl. Anteilen finanziert – Freiwillige Zusatzversicherung durch Patienten	– Hochrisikopatienten in NFZ der Krankenhäuser – Primärärztliche NFV bei niedrigem Risiko durch niedergelassene Allgemeinmediziner	– Behandlung durch Fachärzte – Landeseinheitliche Rufnummer (15) für akut lebensbedrohliche Patienten – Keine einheitliche Rufnummer – „SOS-Médecins" vermittelt Termine in der Praxis/Hausbesuch (über die landeseinheitliche Rufnummer 15)	– 24/7	– Triage durch geschulte Pflegekraft und Notfallmediziner – Primärärztliche NFV tagsüber 23 €, per Hausbesuch nachts 82 € – „SOS-Médecins" stellt Öffnungszeiten, Gesundheitsinformationen online – Krankenversicherungen stellen Inhalte zur Patientensteuerung online

Themen / Land	Organisation und Finanzierung	Versorgungsbereiche	Patientensteuerung	Verfügbarkeit	sonstiges
– Niederlanden	– Basistarif (ca. 100 €/Monat) für basis- und notfallmedizinische Leistungen – Für alles weitere Zusatzversicherung	– Emergency Department (ED) – Primärärztliche NFV durch Allgemeinärzte (GP)	– Stationäre Patienten werden sekundärärztlich versorgt – Rettungsdienst 112 bei lebensbedrohlichen Fällen – Versorgung durch „qualifizierten Mediziner" – GP kann Patient in sekundäre Versorgungsstufe weiterleiten – Kostenpflichtige Rufnummer des diensthabenden Hausarztes 24/7 – GP Posts (Kooperativen) gewährleisten die Erstversorgung/Hausbesuche	– 24/7 – werktags 17–8 Uhr – Wochenende 24h	– Keine klare Abgrenzung zwischen primär- und sekundärärztlicher Versorgung – Hoher Eigenanteil für Patienten, die ohne Weiterleitung des GP sekundärärztliche Versorgung aufsuchen – Online Plattform, App: Basisinformationen, Broschüren über Verhalten nach Behandlung im ED, Patientensteuerung

Themen Land	Organisation und Finanzierung	Versorgungsbereiche	Patientensteuerung	Verfügbarkeit	sonstiges
– Schweiz	– Dezentrale und kantonale Organisation – Grundsicherung deckt alle medizinischen Leistungen ab, 10 % Selbstanteil, ersten 300 Schweizer Franken sind vom Patienten zu bezahlen	– Notfallstationen (NFS)	– Rufnummer bei lebensbedrohlichen Situationen 144 – Über die 1414 können Patienten/Angehörige Helikopter selbst anrufen – Strukturelle Voraussetzungen (z. B. validiertes Triagesystem) – Pflegekraft entscheidet durch Triage, ob der Patient in NFS oder Notfallpraxis versorgt werden muss	– 24/7	– Durch Telefonate vorab werden Versicherungstarife ermäßigt – Empfehlungen für das Rufen eines Helikopters liegen vor – Apps von Kliniken/Krankenversicherungen
		– Hausärztliche Notfallpraxis	– Nicht-lebensbedrohliche Patienten müssen sich telefonisch anmelden, damit sie in geeignete Versorgungsstufe gelangen	– Von 17–23 Uhr	

*NFV: Notfallversorgung; **NFZ: Notfallzentrum
(Eigene Darstellung nach Agurzky et al. 2018, S. 49–65; Bayrisches Staatsministerium für Gesundheit und Pflege, n.d.; Geissler et al. 2017, S. 53, 2016, S. 37)

Anhang 2: Stellungnahmen der Fachgesellschaften

Meinung Fachgesellschaft	Positiv/Begrüßung	Negativ/Kritik	Forderungen	Zusammenfassung/Empfehlungen
– BLÄK – Bayrische Landesärztekammer		– Eröffnung einer neuen Versorgungsebene ohne, dass der Versorgungsbedarf festgestellt wird – Druck auf Ärzteschaft entsteht – (Nedbal 2019, S. 554)		

Meinung / Fachgesellschaft	Positiv/Begrüßung	Negativ/Kritik	Forderungen	Zusammenfassung/Empfehlungen
– DGINA – Deutsche Gesellschaft Interdisziplinäre Notfall- und Akutmedizin e. V.	– Etablierung von INZ (Mayer 2018) – Schritt Richtung einer hochprofessionellen notfallmedizinischen Versorgung (Mayer 2018) – Sektorenunabhängige Notfallversorgung (DGINA 2019)	– Zuteilung der Patienten zum Versorgungsort außerhalb des Krankenhauses nur nach Dringlichkeitseinschätzung gefährdet die Patientensicherheit (Pin et al. 2018, S. 494)	– Strukturierte und validierte Ersteinschätzung innerhalb der ersten 10 min (Pin et al. 2018, S. 493) – Einheitliche Dokumentation für Qualitätssicherung und Nachvollziehbarkeit (Pin et al. 2018, S. 495) – Gesetzliche Grundlagen müssen geschaffen werden (Pin et al. 2018, S. 495) – Grundlegende Prinzipien müssen festgelegt werden (Mayer 2018) – 24h muss Notfallversorgung gewährleistet werden (Mayer 2018) – Behandlung durch notfallmedizinisch geschulten Arzt (Mayer 2018) – Leitung des INZ durch notfallmedizinische Spezialisten (Mayer 2018) – Finanzielle Fehlanreize und datenschutzrechtliche Barrieren müssen verhindert werden (Mayer 2018) – Wirtschaftlich eigenständig, kostendeckende Finanzierung (DGINA 2019) – Diagnostik (Ultraschall, Labor, Röntgen/CT) und Therapie (z. B. Wundversorgung) innerhalb des INZ (DGINA 2019) – INZ an Kliniken der Notfallstufe 2 und 3 (DGINA 2019)	**DGINA und DIVI** – Veränderung der Notfallversorgungsstrukturen der KV – SmED aktuell noch ungeeignet strukturelle und personelle Voraussetzung für „gemeinsamen Tresen" – barrierefreier Datenaustausch zwischen den beteiligten Bereichen – 24/7/365 Verfügbarkeit der vertragsärztlichen Notfallversorgung – Zuweisung in Versorgungsbereich nach Erst- und Behandlungsdringlichkeitseinschätzung – Mindestqualifikation für Personal – Zugang zu Diagnostik – (Dodt et al. 2019, S. 1–2)

Meinung / Fachgesellschaft	Positiv/Begrüßung	Negativ/Kritik	Forderungen	Zusammenfassung/Empfehlungen
– DIVI – Deutsche Interdisziplinäre Vereinigung für Intensiv- und Notfallmedizin e. V.	– Aufbau von zentralen Anlaufstellen (DIVI 2018) – Gemeinsame Konzepte (DIVI 2018) – Sektorenübergreifende Versorgung (DIVI 2018) – Abbau von Doppelstrukturen (DIVI 2018)	– Alleinige Leitung der INZ durch KV (DIVI 2018) – Entscheidung über stationäre Aufnahme durch KV (DIVI 2018)	– Standardisierte Ersteinschätzung durch geschultes Personal (DIVI 2018) – Leitung durch Experten mit Zusatzweiterbildung (DIVI 2018) – Verfügbarkeit eines Notfallmediziners (DIVI 2018) – Definierte Qualitätsstandards für Fachpersonal und Struktur (DIVI 2019)	
– DGIIN – Deutsche Gesellschaft für Internistische Intensivmedizin und Notfallmedizin	– Modernisierung der Strukturen durch INZ – Gemeinsame Erstsichtung – (Riessen 2017)	– Gemeinsame Trägerschaft durch KV und Krankenhaus aber Führung durch KV (Riessen 2017)	– Organisatorische Oberhoheit muss das Krankenhaus haben – Einbezug des Krankenhauses in Triagierung – Standardisiertes Erstsichtungs-verfahren – Wissenschaftliche Weiterentwicklung des Triagesystems – Zeitkritische Patienten gelangen direkt in ZNA – (Riessen 2017)	– Ersteinschätzung durch speziell geschulte Pflegekräfte/medizinische Fachangestellte – Notfallmediziner kann hinzu-gezogen werden – (Riessen 2017)

Meinung / Fachgesellschaft	Positiv/Begrüßung	Negativ/Kritik	Forderungen	Zusammenfassung/Empfehlungen
– DGN – Deutsche Gesellschaft für Neurologie e. V.	– Zentrale Leitstellen (Erbguth und Topka 2018, S. 60)	– Leitung der INZ durch KV (Erbguth und Topka 2018, S. 60) – Verantwortung für „gemeinsamen Tresen" bei Allgemeinärzten (Erbguth und Topka 2018, S. 62 f.)	– Orientierung an einer Verbesserung des Patientennutzens (Erbguth und Topka 2018, S. 62) – Für zeitkritische neurologische Patienten müssen Strukturen geschaffen werden (Utzt 2017, S. 67) – Ersteinschätzung der Patienten (Utzt 2017, S. 67)	
– DKG – Deutsche Krankenhausgesellschaft e. V.	– Krankenhäuser erklären sich für die Einbeziehung von leistungswilligen niedergelassenen Ärzten als Vertragspartner bereit – Eigenständige Vergütung der ambulanten Leistungen (Deutsche Krankenhausgesellschaft 2019, S. 362)	– Betrieb durch KV und Krankenhäuser – INZ als vorgeschalteter Leistungssektor für stationäre Versorgung – Argument: Krankenhäuser entscheiden sich für stationäre Aufnahme, da dies wirtschaftlicher ist – Überführen von Portal-/Notdienstpraxis in INZ. – Beabsichtigter Abbau von Krankenhausstandorten – INZ Standortfestlegung an ausgewählte Kliniken (Deutsche Krankenhausgesellschaft 2019, S. 361 f.)	– Refinanzierung ambulanter Notfallversorgung über eigenständiges Vergütungssystem – Vergütung muss zwischen DKG und GKV-SV vereinbart werden – KV-Ärzte müssen Qualifikationen vorweisen – Länder müssen die letzte Verantwortung für die flächendeckende Notfallversorgung haben (Deutsche Krankenhausgesellschaft 2019, S. 362)	– INZ stellen keine Lösung für das vorherrschende Problem dar – Hoher Aufwand für Bürokratie und Versorgung verbessert sich nicht – „Weiterent-wicklung und Vertiefung des Kooperationsmodells mit der grundlegenden Ausrichtung auf Krankenhäuser als Zentren der ambulanten Notfallversorgung" (Deutsche Krankenhausgesellschaft 2019, S. 362)

Meinung / Fachgesellschaft	Positiv/Begrüßung	Negativ/Kritik	Forderungen	Zusammenfassung/Empfehlungen
– KBV – Kassenärztliche Bundesvereinigung	– Einrichtung von INZ an geeigneten Kliniken (KBV 2019a)	– Gemeinsame Verantwortung für INZ (KBV 2019b) – Anzahl der möglichen INZ (KBV 2019b) – Schaffung eines neuen Sektors (KBV 2018)	– 116117 als Kontaktstelle bevor Patienten die Notaufnahme aufsuchen (KBV 2019a) – Steuerung über ein Wahltarifsystem (je nachdem welchen Arzt/wie viele Ärzte der Patient aufsuchen möchte, muss er bezahlen) (KBV 2019a) – INZ sollen hauptsächlich an Krankenhäuser der Maximalversorgung eröffnet werden, an welchen genau soll der Gesetzgeber festlegen (KBV 2019c) – Niedergelassene Ärzte sind für die Arbeit im INZ qualifiziert (KBV 2019d)	– **KBV und MB** – **Gemeinsame Anlaufstelle** – Generell soll ambulant vor stationär gelten – Notwendige Rahmenbedingungen – „gemeinsamer Tresen" des KV- und Krankenhaus Arztes – für den Patienten klar gekennzeichnet und barrierefrei – strukturierte Ersteinschätzung und Zuteilung zu Versorgungsebene durch geschultes, erfahrenes medizinisches Fachpersonal – klare Räumliche Trennung der stationären und vertragsärztlichen Versorgung aber in unmittelbarer Nähe zueinander – Zugang zu Diagnostik – Sektorenübergreifende Zusammenarbeit und Kooperation – Kriterien für Standortbestimmung – Qualifikation des Personals – (Marburger Bund und Kassenärztliche Bundesvereinigung 2019, S. 1–4)
– MB – Marburger Bund – Verband der angestellten und beamteten Ärztinnen und Ärzte Deutschlands e. V.	– Integrierte Notfallversorgung (Marburger Bund 2019)	– Neuentstehung von räumlichen und wirtschaftlichen abgegrenzten Einrichtungen (Marburger Bund 2019)	– INZ-Konzept dauert zu lange (Marburger Bund 2019) – Schnellere Umsetzung durch ein ärztliches Konzept (Marburger Bund 2019) – INZ nur sinnvoll, wenn keine neuen Schnittstellen entstehen (Marburger Bund 2019)	
– GKV – Spitzenverband – Spitzenverband Bund der Krankenkassen	– Entlastung der Notaufnahmen (Stoff-Ahnis et al. 2019, S. 34) – Sicherstellungsauftrag erfüllt (Stoff-Ahnis et al. 2019, S. 34)		– KV leitet INZ (Stoff-Ahnis et al. 2019, S. 34) – „Gemeinsamer Tresen" soll zentrale Anlaufstelle sein (Stoff-Ahnis et al. 2019, S. 34) – Ersteinschätzung durch medizinisches Fachpersonal (aus ambulant und stationären Bereich) und Weiterleitung in Versorgungsstufe (Stoff-Ahnis et al. 2019, S. 34) – Fehlinanspruchnahme vermeiden (Stoff-Ahnis et al. 2019, S. 34)	– „Gemeinsamer Tresen statt Integrierte Notfallzentren" (Stoff-Ahnis et al. 2019, S. 36) – Fehlanreize für überflüssige Krankenhauseinweisungen werden vermieden (Stoff-Ahnis et al. 2019, S. 36)

Meinung	Positiv/Begrüßung	Negativ/Kritik	Forderungen	Zusammenfassung/Empfehlungen
Fachgesellschaft				
– vdek – Verband der Ersatzkassen e. V.	– Durch INZ schnellere und bessere Versorgung (Gottfried 2018, S. 1) – Verhinderung der Überfüllung der Notaufnahmen (Gottfried 2018, S. 1)		– Bundesweit einheitliche Strukturen in der Notfallversorgung (Gottfried 2018, S. 1) – Gesundheitsbildung der Bevölkerung muss verbessert werden (Landesvertretung Baden-Württemberg des vdek 2018, S. 3)	

Literatur

Augurzky, B., Beivers, A., Breidenbach, P., Budde, R., Emde, A., Hearing, A., Kaeding, M., Roßbach-Wilk, E., Straub, N., 2018. Notfallversorgung in Deutschland: Projektbericht im Auftrag der Kassenärztlichen Bundesvereinigung. RWI - Leibniz-Institut für Wirschaftsforschung, Essen.

Augurzky, B., Beivers, A., Dodt, C., 2017. Handlungsbedarf trotz Krankenhausstrukturgesetz. RWI - Leibniz-Institut für Wirschaftsforschung, Essen.

Bayrisches Staatsministerium für Gesundheit und Pflege, n.d. Gesundheitsversorgung [WWW Document]. URL https://www.stmgp.bayern.de/gesundheitsversorgung/ (accessed 8.1.20).

Brokmann, J.C., Pin, M., Bernhard, M., Walcher, F., Gries, A., 2019. Neustrukturierung der stationären Notfallversorgung. Der Anaesthesist 68(5), 261–269. https://doi.org/10.1007/s00101-019-0588-9

Bundesärztekammer, 2020. Stellungnahme der Bundesärztekammer zum Referentenentwurf eines Gesetzes des Bundesministeriums für Gesundheit zur Reform der Notfallversorgung vom 01.08.2020. Berlin.

Bundesministerium für Gesundheit, 2016. Einheitlicher Bewertungsmaßstab - EBM [WWW Document]. URL https://www.bundesgesundheitsministerium.de/service/begriffe-von-a-z/e/einheitlicher-bewertungsmassstab-ebm.html (accessed 24.1.20).

Bundesministerium für Gesundheit, 2017a. GKV-Versorgungsstärkungsgesetz [WWW Document]. URL https://www.bundesgesundheitsministerium.de/service/begriffe-von-a-z/g/gkv-versorgungsstaerkungsgesetz.html (accessed 21.11.19).

Bundesministerium für Gesundheit, 2017b. Krankenhausstrukturgesetz [WWW Document]. URL https://www.bundesgesundheitsministerium.de/service/begriffe-von-a-z/k/khsg.html (accessed 19.11.19).

Bundesministerium für Gesundheit, 2019. Reform der Notfallversorgung - Schnellere Hilfe im Notfall [WWW Document]. URL https://www.bundesgesundheitsministerium.de/notfallversorgung.html (accessed 14.11.19).

Bundesministerium für Gesundheit, 2020. Personaluntergrenzen [WWW Document]. URL https://www.bundesgesundheitsministerium.de/personaluntergrenzen.html (accessed 6.9.20).

Bundesministerium für Gesundheit, 2020a. Gesetz zur Reform der Notfallversorgung [WWW Document]. URL https://www.bundesgesundheitsministerium.de/notfallverso rgung.html (accessed 1.10.20).

Bundesministerium für Gesundheit, 2020b. Entwurf eines Gesetzes zur Reform der Notfallversorgung. SGB V.

Bundesministerium für Gesundheit, 2020c. Reform der Notfallversorgung [WWW Document]. URL https://www.bundesgesundheitsministerium.de/notfallversorgung.html (accessed 11.22.20).

Busch, H.-J., Schmid, B., Michels, G., Wolfrum, S., 2018. Strukturen der Akut- und Notfallmedizin. Medizinische Klinik - Intensivmedizin und Notfallmedizin 113(4), 260–266. https://doi.org/10.1007/s00063-018-0437-7

Christ, M., Bingisser, R., Nickel, C.H., 2016. Bedeutung der Triage in der klinischen Notfallmedizin. Deutsche Medizinische Wochenschrift 141(5), 329–335. https://doi.org/ 10.1055/s-0041-109126

Deutsche Krankenhausgesellschaft, 2019. Zu den BMG-Eckpunkten zur Reform der Notfallversorgung. das Krankenhaus 5, 361–366.

DGINA, 2019. Positionspapier der DGINA e.V. zur Neuordnung der Notfallversorgung. Berlin.

DIVI, 2019. Integrierte Notfallzentren: DGINA und DIVI fordern höhere Mindeststandards für Vertragsärzte als von KBV und Marburger Bund empfohlen [WWW Document]. URL https://www.divi.de/aktuelle-meldungen-intensivmedizin/gemeinschaftlicher-initia tivplan-organspende-vereinbart-2 (accessed 13.11.19).

DIVI, 2018. DIVI und DGIIN fordern: Leitung von Notfallzentren nur durch Experten mit Zusatzweiterbildung [WWW Document]. URL https://www.divi.de/aktuelle-mel dungen-intensivmedizin/divi-und-dgiin-fordern-leitung-von-notfallzentren-nur-durch-experten-mit-zusatzweiterbildung (accessed 13.11.19).

Dodt, C., Pin, M., Janssens, U., Gries, A., 2019. Empfehlungen der DGINA und DIVI zur Personalqualifikation und zur Struktur von Integrierten Notfallzentren. DIVI, DGINA e.V.

Erbguth, F., Lange, R., 2018. Anforderungen an die Neurologie in den Notaufnahmen. DNP - Der Neurologe & Psychiater 19(2), 19–26. https://doi.org/10.1007/s15202-018-1940-7

Erbguth, F., Topka, H., 2018. Forum neurologicum der Deutschen Gesellschaft für Neurologie. Aktuelle Neurologie 45(1), 58–78. https://doi.org/10.1055/s-0044-101000

Geissler, A., Quentin, W., Busse, R., 2017. Umgestaltung der Notfallversorgung: Internationale Erfahrungen und Potenziale für Deutschland, in: Klauber, J., Geraedts, M., Friedrich, J., Wasem, J. (Hrsg.), Krankenhaus-Report. Schattauer, Stuttgart, S. 41–59, chapter: 4.

Geissler, A., Quentin, W., Busse, R., 2016. Ambulante Leistungen von Krankenhäusern im europäischen Vergleich, in: Klauber, J., Geraedts, M., Friedrich, J., Wasem, J. (Hrsg.), Krankenhaus-Report. Schattauer, Stuttgart, S. 29–41, chapter: 2.

Gemeinsamer Bundesausschuss, 2018. Beschluss des Gemeinsamen Bundesausschusses über die Erstfassung der Regelungen zu einem gestuften System von Notfallstrukturen in Krankenhäusern gemäß § 136c Absatz 4 SGB V. Berlin.

Gottfried, M., 2018. Pressemitteilung. Verband der Ersatzkassen e.V., Berlin. https://doi. org/10.1017/CBO9781107415324.004

Graf von Stillfried, D., Czihal, T., Meer, A., 2019. State of the art report—structured medical first assessment in Germany (SmED). Notfall und Rettungsmedizin 22(7), 578–588. https://doi.org/10.1007/s10049-019-0627-8

Gräztel, P., 2019. Überlebenswichtige Forschung. InFo Neurologie & Psychiatrie 21(2), 54–58.

Greiner, F., Brammen, D., Kulla, M., Walcher, F., Erdmann, B., 2017. Standardisierte Erhebung von Vorstellungsgründen in der NotaufnahmeStandardized collection of presenting complaints in the emergency room. Medizinische Klinik - Intensivmedizin und Notfallmedizin 113(2), 115–123. https://doi.org/10.1007/s00063-017-0286-9

Gries, A., Bernhard, M., Helm, M., Brokmann, J., Gräsner, J.-T., 2017. Zukunft der Notfallmedizin in Deutschland 2.0. Der Anaesthesist 66(5), 307–317. https://doi.org/10.1007/s00101-017-0308-2

Gürkan, I., 2018. Reform der Notfallversorgung - Bitte ein bisschen mehr Mut! Gesundheitsökonomie & Qualitätsmanagement 23, 173–174. https://doi.org/10.1186/s12875

Haubitz, M., 2017. Die Zukunft der Notfallversorgung in Deutschland, Sachverständigenrat zur Begutachtung der Entwicklung im Gesundheitswesen. SVR-Gesundheit, Berlin.

Karagiannidis, C., Riessen, R., Hermes, C., 2018. Stellungnahme der Deutschen Gesellschaft für Internistische Intensivmedizin und Notfallmedizin (DGIIN) zum Referentenentwurf des BMG zur Festlegung von Pflegepersonaluntergrenzen für das Jahr 2019.

Kassenärztliche Vereinigung Bayerns, 2019. Kompaktinformationen für Poolärzte.

KBV, 2019a. Gassen: „Die Anspruchshaltung ist mitunter irrsinnig" [WWW Document]. URL https://www.kbv.de/html/418_42137.php (accessed 13.11.19).

KBV, 2019b. Vorstand der KBV im Interview [WWW Document]. URL https://www.kbv.de/html/418_42388.php (accessed 13.11.19).

KBV, 2019c. 116117 wird zentrale Anlaufstelle für Patienten – Notfallversorgung im Umbau [WWW Document]. URL https://www.kbv.de/html/1150_41855.php (accessed 13.11.19).

KBV, 2019d. Gassen: Niedergelassene sind für Arbeit in Notfallzentren bestens qualifiziert [WWW Document]. URL https://www.kbv.de/html/2019_41492.php (accessed 13.11.19).

KBV, 2018. Statement des KBV-Vorstandsvorsitzenden Dr. Andreas Gassen zur Ausgestaltung der Notfallversorgung [WWW Document]. URL https://www.kbv.de/html/386 20.php (accessed 13.11.19).

Kirchner, H., Kirchner-Overfeld, E.-C., Juckel, G., Grundmeier, A., Schäfer, M., 2018. Drastischer Anstieg von Fallzahlen erfordert Umdenken. Pflegezeitschrift 71(11), 52–53. https://doi.org/10.1007/s41906-018-0771-7

Klinger, U., Dormann, H., 2019. Erstsichtung in der Notaufnahme – Status quo und Zukunftsperspektiven. Notfall + Rettungsmedizin 22(7), 589–597. https://doi.org/10.1007/s10049-019-0572-6

Koalitionsvertrag zwischen CDU, CSU und SPD, 2018. Berlin.

Korzilius, H., 2018. Ambulante Notfallversorgung - Patienten besser steuern. Deutsches Ärzteblatt 115(12), 514–515.

Köster, C., Wrede, S., Herrmann, T., Meyer, S., Willms, G., Broge, B., Szecsenyi, J., 2016. Ambulante Notfallmedizin - Analyse und Handlungsempfehlungen. AQUA - Institut für angewandte Qualitätsförderung und Forschung im Gesundheitswesen GmbH, Göttingen.

Landesvertretung Baden-Württemberg des vdek, 2018. Quo vadis Notfallversorgung – Krankenkassenbündnis im Südwesten setzt Akzente. ersatzkasse report.

Marburger Bund, 2019. Johna: Gesetzgeber darf keine neuen Hürden errichten [WWW Document]. URL https://www.marburger-bund.de/bundesverband/pressemittei lung/johna-gesetzgeber-darf-keine-neuen-huerden-errichten (accessed 13.11.19).

Marburger Bund, Kassenärztliche Bundesvereinigung, 2019. Eine gemeinsame Anlaufstelle für die Akut - und Notfallversorgung in Deutschland.

Mau, J., 2019a. Achtung, Patient verlässt den Sektor! Notfallversorgung. f&w - führen und wirtschaften im Krankenhaus 19(6), 491–493.

Mau, J., 2019b. Interview mit Jens Schreyögg "Es gibt viele gute Beispiele." Notfallversorgung. f&w - führen und wirtschaften im Krankenhaus 19(6), 494–496.

Mayer, C., 2018. PRESSEMITTEILUNG DER DGINA ZUM ECKPUNKTEPAPIER ZUR REFORM DER NOTFALLVERSORGUNG [WWW Document]. URL https://www.dgina.de/news/pressemitteilung-der-dgina-zum-eckpunktepapier-zur-reform-der-notfallversorgung_78 (accessed 19.11.19).

Messerle, R., Appelrath, M., 2018. Die Zukunft der Notfallversorgung in Deutschland. Der Urologe 57(8), 927–929. https://doi.org/10.1007/s00120-018-0695-2

Nedbal, D., 2019. Nuklearmedizin - highlighted. Bayrisches Ärzteblatt 74(11), 537–624.

Pin, M., Dodt, C., Somasundaram, R., Gräff, I., Dormann, H., Dietz-Wittstock, M., Wrede, C.E., 2018. Positionspapier zur Ersteinschätzung in integrierten Notfallzentren. Notfall + Rettungsmedizin 21(6), 492–495. https://doi.org/10.1007/s10049-018-0479-7

Riessen, R., 2017. Stellungnahme der Deutschen Gesellschaft für Internistische Intensivmedizin und Notfallmedizin (DGIIN) zu den Empfehlungen zur Zukunft der Notfallversorgung in Deutschland des Sachverständigenrates Gesundheit. Deutsche Gesellschaft für Internistische Intensivmedizin und Notfallmedizin, Tübingen.

Riessen, R., Gries, A., Seekamp, A., Dodt, C., Kumle, B., Busch, H.J., 2015. Positionspapier für eine Reform der medizinischen Notfallversorgung in deutschen Notaufnahmen. Notfall und Rettungsmedizin 18(3), 174–185. https://doi.org/10.1007/s10049-015-0013-0

Sachverständigenrat, 2018. Bedarfsgerechte Steuerung der Gesundheitsversorgung. SACHVERSTÄNDIGENRAT zur Begutachtung der Entwicklung im Gesundheitswesen, Bonn/Berlin.

Searle, J., Muller, R., Slagman, A., Schäfer, C., Lindner, T., Somasundaram, R., Frei, U., Möckel, M., 2015. Überfüllung der Notaufnahmen. Notfall + Rettungsmedizin 18(4), 306–315. https://doi.org/10.1007/s10049-015-0011-2

Sefrin, P., 2018. Neuordnung der Notfallversorgung im ambulanten/präklinischen Bereich. Der Notarzt 34(3), 132–139. https://doi.org/10.1055/a-0604-2527

Senatsverwaltung für Gesundheit und Soziales, 2016. Krankenhausplan 2016 des Landes Berlin. Berlin.

Stoff-Ahnis, S., Leber, W.-D., Fürstenberg, T., 2019. Die Notfallversorgung von morgen – ein Ausblick. GKV-Spitzenverband, Berlin, S. 1–37.

Utzt, M.-J., 2017. Besucherstark, mit langer Tradition —der „DGN" wurde 90. InFo Neurologie & Psychiatrie 19(10), 66–68. https://doi.org/10.1007/s15005-017-2347-2

Wedler, K., Machner, M., Mersmann, J., Schuster, S., Pozniak, A., Jahn, P., Walcher, F., 2016. Entwicklungen und Perspektiven der Notfallpflege in Deutschland. Notfall und Rettungsmedizin 19(7), 540–547. https://doi.org/10.1007/s10049-016-0212-3

Zimmermann, M., Brokmann, J.C., Gräff, I., Kumle, B., Wilke, P., Gries, A., 2016. Zentrale Notaufnahme – Update 2016. Der Anaesthesist 65(4), 243–249. https://doi.org/10.1007/s00101-016-0142-y

Printed in the United States
by Baker & Taylor Publisher Services